大展好書　好書大展
品嘗好書　冠群可期

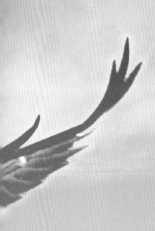

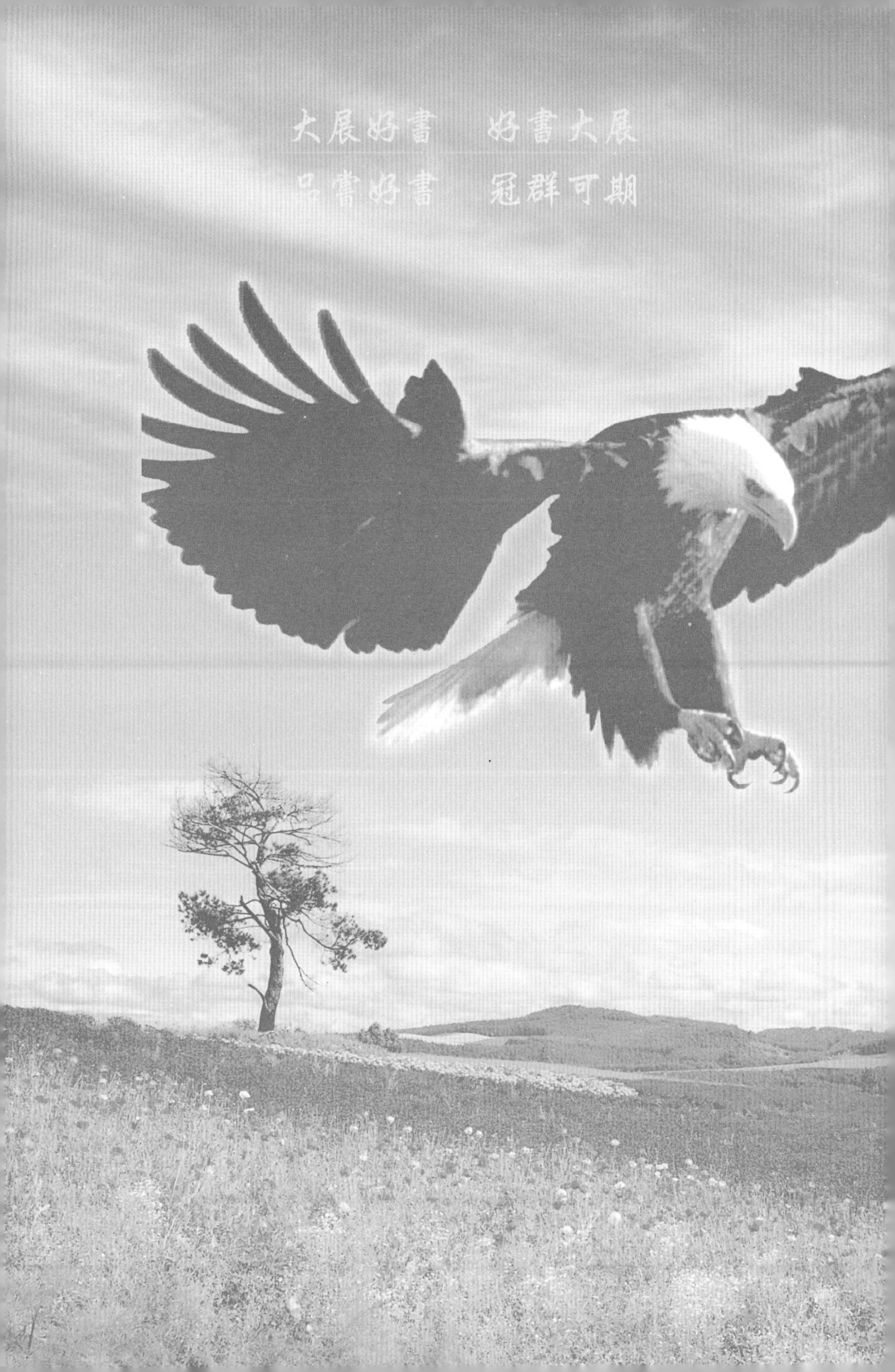
大展好書　好書大展
品嘗好書　冠群可期

養生保健 18

防癌治癌新氣功

郭　林／講授
侯廣靈／整理

大展出版社有限公司

出版者的話

新氣功療法是郭林女士幾十年來根據自幼學習的「五禽戲」結合練功實踐，創立的一套新功法。實踐證明它是一種行之有效的醫療手段，對多種慢性病如高血壓、心臟病、胃下垂、腎萎縮、糖尿病、肝炎、婦科病、神經衰弱等都有較好的療效。更為可喜的是，它對防治癌症也收到了明顯的效果。

每個人從降生到人間，無不受到癌細胞的威脅，但是真正患癌症的畢竟是少數，因為，腫瘤的生長一方面取決於癌細胞毒性的大小，另一方面還取決於身體抵抗能力的強弱。每個人身上都存在癌細胞，它不斷地產生，又不斷地被消滅。

有的人之所以發病，就是因為他的免疫力降低。所以，目前許多癌症專家都把控制癌症的希望，寄托在如何增強人體自身的抗癌能力上面。

而新氣功療法為我們提供了增強人體抗癌免疫能力的途徑。

通過郭林女士十年來教授新氣功療法的實踐證明：氣功確實能夠增強體質，調節功能，增強免疫能力，是防治癌症的一個重要手段。

對於癌症患者，過去一般都採用手術、化療及放療中藥等。但是手中拿掉的癌腫瘤是看得見的，仍有小得看不見的癌細胞在威脅著人的生命；在化療與放療過程中，殺死癌細胞的同時，也使身體中的好細胞受到了損傷。

近年來，一些癌症患者，在接受中西醫治療的同時，由氣功家指導練氣功，也就是說，在進行綜合治療的同時，加上氣功手段，可以克服放療、化療中產生的副作用，使患者能夠順利完成治療，取得顯著的療效。

在用氣功與癌症搏鬥方面，郭林本人就是一個生動的實例。她曾患癌症，並由於轉移，曾動過六次大小手術，生命垂危。為了與疾病和死亡作搏鬥，她在家傳氣功的基礎上，進行研究改革，並結合西醫生理解剖和中醫原理，創造出一套易於為廣大群眾掌握的新氣功療法，將自己做為第一個臨床實驗對象，取得了寶貴的經驗。

郭林女士今年七十二歲，仍精力充沛，步履穩健，頭腦敏捷，至今仍每天可以工作十七、八個小時，三十多年來，很少生病。在她親自輔導的癌症學習班中，每年有案可查的一百餘人，堅持練功的，均收到了明顯的效果。

實踐證明氣功對癌症是有效的，可以起到防癌治癌的作用。氣功是防治癌症不可忽視的方面軍。

郭林女士新氣功療法，在中央電視台所拍攝的《神功之謎》、《新氣功五禽戲》中介紹後，受到社會普遍重視和歡迎，廣大群衆希望得到防癌治癌功法的呼聲很高。這本書介紹了防治癌的初級功法，供廣大群衆學習、鍛鍊使用。

氣功是中國醫學的寶貴遺產，應該加以研究，不斷提高，不斷發展。雖然到目前為止，世界上還不能完全攻克癌症，也還不能用現代科學的儀器完全清楚地闡明氣功的機理，但是，實踐是檢驗真理的唯一標準，實踐已能證明氣功對癌的防治作用。

有志於增強體質健身報國的人們，先拋棄懷疑、驚奇，投身

☆☆☆☆☆☆☆☆☆☆☆☆☆☆☆☆☆☆☆☆☆☆☆☆☆☆☆☆☆

於氣功受益者的行列中來吧！

☆☆☆☆☆☆☆☆☆☆☆☆☆☆☆☆☆☆☆☆☆☆☆☆☆☆☆☆☆

目　錄

第三章 氣功防癌治癌的法則

第一章

新氣功防癌治癌概論

目前，癌的治療在醫學界有許多方法，其中外科手術和離子射線療法仍然是有效的，化學療法也很盛行。但是，新氣功療法的出現，又為我們戰勝各種致命疾病，提供了一種新的醫療保健手段，從某種意義上講，我們也可以把這種氣功療法叫做一種免疫療法。新氣功防癌治癌法，是當前世界上運用氣功治療癌症的具有深遠意義的實驗。

一、新氣功防癌治癌的意義

據估計，在全世界目前癌的發病率可能是千分之一至三，每年死於腫瘤的約為五百萬人。雖然癌的發病率這樣高，並非無法節制，由於當代醫學科學技術的日益發展，各種新的醫療手段的出現，已提高了治癒率，或延長壽命率。但是目前，仍主要依賴於外科手術和離子射線的治療。

當前有一門比較新興的學科，就是人們已把免疫療法作為一種可靠的方法加以研究，但還不清楚如何運用這一套療法來治療像癌症之類的疑難病。而我們的新氣功療法，已在戰勝癌症和各種疑難病方面，邁出了可喜的一步，已顯示出了強大的生命力。

預告了人類在短期內控制可怖的癌症的一線曙光，為了戰勝各種癌症和疑難痼疾，提供了一個和疾病作鬥爭的有效手段。

二、新氣功防癌治癌的功法

我自幼學習祖傳「氣功」和華陀《五禽戲》，並對我國各流派的氣功導引法進行了研究，我根據自己幾十年的練功實踐，並在近十年的臨床實踐的基礎上，把氣功與現代醫學如人體生理學、病理學和醫療學相結合，對舊氣功法進行了必要的改革，創立了這一套新氣功防治癌症法。

新氣功防治癌症法，是一種動靜相兼的新型的功法。動中寓靜，靜中寓動。這套新氣功療法包括五種導引法，即意念導引、勢子導引、呼吸導引、吐音導引和綜合導引法。在呼吸導引法中，打破了舊氣功功法中一律要求呼吸法要「細、緩、深、長」的清規戒律，而採用「風呼吸法」。而醫治各種常見病的調息功法多是採用「氣呼吸法」。這是治癌與治常見病在調息功法上不屬相同的一點。

我還改革了過去千篇一律的「站、坐、臥、跪」等，通常普遍採用的靜止狀態的練功套路，創立了一套動靜相兼的具有不同式子、不同要求的步行式操練功（簡稱行功）。採用行功治病，也是本療法獨具的一個特色。按照患者病史、病種、體質、生活條件與環境不同的特點，到目前爲止，這種行功已經有二十六種因病制宜的、針對性、適應性比較強的練法。新氣功療法的鍛鍊功目是很多的，除了練功者在初級、中級、高級三個不同的練功階段有不同的功法外，還特設有輔助功法。

譬如，華陀《五禽戲》和《腳棍練法》等，治療五臟病和各種癌症各種吐音法，循經施治的重要穴位的氣功按摩法，以及通經接氣導引法和飛經走氣導引法等，所以新氣功防治癌症功法是較為豐富的。以後這些功法都要分册介紹。

三、新氣功能夠戰勝癌症嗎？

這是許多人非常關心的問題。癌症被當今人們認為是一種無法徹底治癒，而且死亡率很高的病種。誤認為是「不治之症」，而談癌色變。如果某人得了癌症，通過一定的醫療途徑果真治癒了，有的人就認為：「治好了的就不是癌，是癌症就治不好。」這並不完全是因為某些人的思想頑固，而是因為要戰勝癌症，的確不易。

新氣功療法到底能否戰勝癌症呢？回答當然是肯定的。氣功不但對各種早、中期癌症，而且對一些尚有活動能力的晚期癌症患者，也有一定的治療作用。十年的臨床實踐，證明了這一點。

如解放軍海軍某部副部長高××先生患右肺門淋巴腺癌轉移症（本書附有他的病例和自述）。一九七六年八月三十日在醫院開胸檢查，發現肺淋巴縱膈轉移，已是晚期，無法手術，死亡嚴重地危脅著他，有的醫生認為他的生命只能維持「半年」。

在這種情況下，他於一九七七年五月參加了氣功治癌學習班，通過練功，獲得了新的生命。一九七九年三月他已上班工作了。

高××同志說：「當我去醫院復查，第一年大夫見我還活著，就說：「不簡單！」第二年又見我去檢查，便說：「真不簡單！」第三年我再去檢查，大夫驚異地說：「真是奇跡！」。現在度過了四年大關，通過氣功鍛鍊，他的存活期和壽命已大大超過了醫生的「宣判」。至今他的健康情況很好，精力充沛地戰鬥在崗位上。

又如，南京工學院教師岳榮富先生，男，四十二歲，患右肺中心型肺癌（即未分化細胞型腺癌），一九七八年六月五日在南京某總醫院開胸檢查，已是晚期不能作切除手術。從南京轉到北京來治療，經北京兩個醫院的醫生會診，一致判定他：「三個月也活不了！」勸告其回家。他打聽到新氣功療法可以治癌，便於一九七八年八月二十六日開始行功鍛鍊。練功至今，已二年零三個月，存活期已大大延長，健康情況亦在迅速恢復中。據一九七九年六月二十日解放軍八一醫院X線檢查診斷為：「原右肺門陰影，本次攝片與前片相比，病灶明顯吸收，肺門影較前清晰」。

再如，紅斑狼瘡患者的死亡率也是很高的，而通過練氣功也獲得了痊癒。

北京玉器廠女工楊新菊女士，四十七歲，患紅斑狼瘡住院「三進三出」，身體越來越壞，她絕望地想拋棄一家老小，一死了之。後經人說服，於一九七二年三月開始用新氣功療法治療。練功一個多月症狀就見好轉，關節疼痛減輕，到五月份全部停用激素，只配服中藥治療，以後連中藥也不吃了。至今她堅持練功八年，健康情況一天比一天好，連感冒也不易得，幹勁十足地努力於生產崗位上。

又如食道癌也是死亡率極高的，而北京第二外國語學院的孫幸先生，患的就是這種病。經過醫院的兩個月的放射治療，邊吃中藥，邊作氣功將近一年，一九八〇年九月二十四日，經醫院復查上消化道雙重造影，大夫確診為：「食道鋇劑通過順利，邊緣光擴張度好，病變區已恢復正常。胃和十二指腸正常。」

「練得好，死不了。」這就是許許多多進行氣功鍛鍊的患者病癒後的一個經驗總結。「恬淡虛無，真氣從之，精神內守，病安從來」這是古今人們練氣功的經驗之談。

新氣功療法為什麼能對世界上至今仍然被認為是難以治癒的病症起作用呢？很多人不理解。有的人看到病人在練功，就認為：搖擺著胳膊像扭秧歌似的，就會把癌症給扭沒有了?!但凡是經過新氣功療法治療的各種癌症患者，他們都確信氣功是能夠戰勝癌症的。

四、氣功治癌的醫療效應與特異性

多年實踐證明，運用新氣功療法防治癌症是種行之有效的手段。實踐證明：新氣功療法不但對高（低）血壓病、心臟病、腎萎縮、糖尿病、青光眼、肝炎、胃下垂、半身不遂、氣管炎及婦科疾病等都有很好的療效外，而且在治療癌症方面，也能使癌症病患轉危為安，起死而回生，療效的確是可喜的。堅持練功好的，成績就突出，可以使癌瘤腫塊迅速地變軟變小，枯萎和消失。能大大延長病人的存活期和壽命。

學習氣功治癌的患者，大體有如下三種情況：

一、採用中、西醫的綜合療法，服用各種抗癌藥物，經過一次或兩次以上手術而癌症又轉移擴散，已失去救治條件，被醫生判斷存活期不超過「三個月」或「半年左右」的晚期癌症患者。

二、手術後有轉移擴散現象，或病灶未作任何手術（包括開胸檢查的），繼服中西藥，配合西醫的放療和化療，加練氣功，採用綜合治療方法，待病情好轉，有所控制不發展之後，拋掉其他療法，專門進行氣功鍛鍊。

三、發現癌病變以後，經過中西醫的多方會診，未採用其他療法，專門採用氣功鍛鍊為其唯一治療方法。

上述三種情況，通過練功，均獲得可喜療效。有人提出：「氣功能治癌嗎？」事實是最好的答覆。三十年前我不幸患了子宮癌，先後動過六次手術，生命危在旦夕，為求生路，才對氣功療法進行了深入研究。我以親身的體會證明，家傳的硬氣功是治不了癌症的，於是我就把自己當作第一個臨床對象，對舊氣功進行必要的改革，變靜功為動靜相兼的以氣功導引法為主的醫療手段，增強自己的抵抗力，調動內氣與癌毒病邪作鬥爭，終於戰勝了癌症，我今年七十二歲了，由於每天練功，身體仍然很健壯，精力也很充沛，有時講課三、四個小時，我一點也不覺勞累。

一九七九年六月，為了向我國衛生部作匯報，曾對新氣功療法的治癌情況作過一個初步調查。在我親自輔導的有一百二十二名學員的癌症班中，調查了二十個病例。所調查的對象大多是醫院大夫曾經預言存活期不會超過「三個月」或「半年」的。但是他們通過練功，這二十個病人的存活期分別超過了一至五年以上，而且有的患者通過練功，病情好轉很快。經過醫院檢查，八人已重返工作崗位，上了全日班，七人也能從事半日工作。其療效最明顯的是氣功，可以改善癌症患者在接受其他各種治療過程中，所出現的不良反應。

患者在接受放療或化療的過程中，一般都發生食慾不振、噁心、嘔吐、失眠、面色蒼白、全身倦怠、精神萎靡、體重下降、紅血球降低、血小板數目減少等不良現象和反應，這些症狀往往成為不能戰勝癌症的一個重要原因。但在配合新氣功療法的情況下，卻能較快較明顯的改變這些症狀。

如北京市肺部腫瘤研究所蔡廉甫、傅忠立、張秀茹三位所寫的實驗報告：《氣功能增強肺癌病人的體質》一文（詳見本書附文），就是我們與該所合作，把新氣功療法用於治療肺部腫瘤實驗三個月後的真實記錄。病員通過練功，毫無例外地可以增強體質。

在練功過程中均能出現吃飯香、睡覺好、血象正常、臉色紅潤、四肢有力、體重增加、精神振奮等現象，從而使患者能夠順利完成化療或放療的治療，進而為徹底根治癌瘤創造了有利條件。

五、氣功防癌治癌的前途光明

我們應用新氣功防治癌症法，為醫治各種癌症開闢了一條新的道路，這是當代醫學領域中比較合乎理想的一種新療法。也可以說，這是一種具有光明前途的行之有效的免疫療法。這種「免疫」不用藥物和「疫苗」，而是運用練功時體內所產生的「內氣」，來醫療自己的疑難痼疾和致命的癌症。這種療法的主要優點有三：

第一，經濟適用。練氣功可以不花錢或者少花錢。國家或醫院採用這種療法，可以節省大批醫療經費，若是個人採用這種療法，無論是男女老少，均可按圖照法進行鍛鍊，自然能收到應有的效果。身在繁華鬧市而醫療條件特別優越的人，可能體驗不到此法的寶貴。而身居窮鄉僻野，處於缺醫少藥困難境地的人，只要能有一本新氣功防治癌法在手，腳踏實地進行鍛鍊，就能收到祛病延年的效果。

第二，祛病強身。本氣功療法動靜相兼，功法簡明，易學易練，無藥害和痛苦。無論是集體或個人，只要能在工餘閑暇時間，細心揣摩，精心習練，就能體驗氣功治病之妙，達到保健養生之目的。

第三，延年益壽。根據我們探索長壽之迷，撮生抗老的實踐而論：若要祛病強身，氣為命根，御神守真，長壽之本。

我國古書中的導引行氣法，就是我們現代人所說的「氣功」功法。古代不少著名科學家，醫學家，氣功家，在他們的著作中都有這方面的論述。

如後漢著名醫學家華陀，把導引式子編成「五禽戲」（即模仿虎、鹿、熊、猿、鶴）等五種飛禽走獸的動作姿勢和精神情態，來進行鍛鍊，並從理論上加以說明。他說：「人體欲得勞動，但不使極耳。動搖則穀氣得消，血脈流通，病不得生，譬猶戶樞不朽是也。」「為導引之事，熊頸鴟顧，引挽腰體，動諸關節，以求難老。」（《三國誌•華陀傳》）

我在新氣功療法中，吸取了不少華陀五禽戲的功法特點，豐富了新氣功導引法的內容。我們研究新氣功療法的宗旨，也是一種完全以調動人體內部器官機能和自身的免疫自衛系統，來根治各種疾病為其主要目的。

所以，新氣功療法是一種主要以調動內因為主的整體療法。患者通過一定的功式功法的鍛鍊，以自身所產生的「內氣」（即生物電能或稱生命之光能）來代替藥物功能。其要領是「以意引氣」。即是通過「意念導引法」，在有意識的自我控制下發動人體的「內氣」，來為所練的功服務。

根據氣功家所發放的「外氣」（由人體內放射而出的「氣」）的測定，我國有人研究成功一種能夠代替氣功醫生為病人治病的「遠紅外信息治療儀」。臨床應用證明療效不錯。

在國外，尤其在西方世界盛行一種美國首創的「生物回授療法」。這種方法是，通過精密的儀器，把病人的一些重要「信息」，以悅耳的音響，或是清晰的圖象，直接反映出來，再通過這些儀器的先進電子裝置「反饋」給病人，幫助病人糾正偏差，用它誘導練功入「靜」，也很受患者歡迎。

隨著現代科學技術的發展，訓練有素的氣功家所具有的異乎常人的特異功能，部分的得到了科學實驗的證實之後，氣功更受到了越來越多的醫學家、科學家和廣大氣功愛好者的重視，一些研究氣功的專門機構紛紛建立起來，這使氣功得到了迅速發展。我們的新氣功療法也正沿著與科研相結合的道路，蓬勃發展著。

尤其在我國民間，這種新型的氣功療法更是受到了廣大人民和患者的歡迎。有人聲稱這種新氣功防癌治癌法是「病人的新福音！」當然對氣功治病的機制和原理還需進一步探討，對氣功的研究還需要繼續深入和提高。

人的生、長、壯、老、病、死都有其本身的客觀規律。人之所以會病、老和死亡，多是自身臟腑氣脈衰退造成的。「氣」的本質是什麼？氣功的「氣」到底是怎麼一回事？通過科學實驗和測定，對它雖然有了不少了解，但它與人的生命活動的神祕關係，至今仍然有待探討生命的科學工作者進一步研究。

練氣功可以獲得一個與常人體質不同的具有特異功能的新體質。人們不但可以從硬氣功家驚人的武術表演中受到啟發；而且也可以從軟氣功（也可稱為：「內功」）鍛鍊中，體察到種種不可思議的奇跡。

練氣功到一定火候或是具有特殊感覺功能的人，不但能知道氣功的「氣」是怎麼一回事，而且也能看到人體五臟六腑的氣色和經絡脈道。並能在不接觸病人的情況下，正確無誤地遙測到人體病灶的存在部位和客觀狀態；還能探索人體內部可能存在的機密要事和心底世界裡儲存的玄奧信息。

氣功治癌的機制和原理，以及它能夠戰勝癌症的奧秘，有待今後研究和揭示。本書所作的對氣功防癌治癌的一些探討，可作為癌症患者和對氣功防癌治癌的探索者的運用和參考。

新氣功防癌治癌具有特異性，願今後醫學界、科學界、氣功界，更好地緊密結合起來，共同研究，共同揭示奧祕。

氣功防癌治癌，具有光明、遠大的前程。尤其對氣功機理的科學研究，這無疑將會推動生命科學向未知的一些領域裡進展，人類必將消滅癌症，莫謂言之不預也！

第二章

氣功鍛鍊的一般原則

氣功鍛鍊要遵循哪些原則呢?由於我國氣功的流派衆多，練功方法不能一概而論。本章主要講述新氣功防癌治癌鍛鍊時，必須遵守的一般原則。

一、樹立「三心」，堅持練功

人的一切行動都是靠思想，意識來支配的，氣功鍛鍊也不例外，我經常要求學員在學習新氣功療法的過程中，必須牢固地樹立起「三心」，即信心、決心和恆心。尤其已患癌症的學員，樹立這「三心」是通過練功戰勝癌症的必不可少的前提。

一、樹立信心：新氣功療法與其他療法的最大不同之點，就是在治病時，氣功療法是以通過自我主動的進行鍛鍊，消除疾病，恢復健康。因此，這種療法也可以叫做主動的自我控制的整體療法。而患者運用其他醫療方法進行治病時，則是被動的。患者被動地接受治療，治療中患者對治療者抱有一定的信心，當然也是很重要的，但是治療效果如何在很大程度上是依賴於治療者為患者治病的本領。這種治病方法也可以叫做被動療法；而練功治病則是在教授功法、功目後，完全依靠患者的主觀努力，通過自我練功調動自身的「內氣」來調整陰陽、疏通經絡脈道。因此患者的信心癒足，練功癒刻苦癒認真，療效就癒高癒顯著；反之，疑心重重，舉棋不定，練功時「三天打魚，兩天晒網」，這樣是絕不會產生好的療效的。由此看來，信心便是練好氣功的一個先決條件。

二、樹立決心：初學練功的人，由於對氣功能否戰勝各種疾病缺乏實踐經驗，有一點疑心是可以理解的。但只要能夠參加練功活動，耳聞目睹許多病員通過練功治好痼疾與癌症的生動事例後，就會變疑心為信心。當通過一段時間練功而有了一定療效，嘗到了一些甜頭，決心就更大了，就能堅持下去。

三、樹立恆心：若想練好氣功，還必須把個人或周圍練功者，所創造的典型經驗和豐富的實踐知識概括起來，再把這些感性知識上升為理性知識，逐步自覺地樹立堅持不懈的恆心，從而進一步把氣功鍛鍊作為自己長期的必不可少的抗禦疾病、養生保健、益壽延年的重要手段。

二、氣功養生，做好四調

為了使功練好，很快地取得療效，早日恢復健康，練功者的日常生活起居作息也必須與練功密切配合。所謂日常生活，主要指衣、食、住、行等四個方面，即下面我們所要講的「四調」。

一、衣：就是指練功者的衣服著裝。練功穿衣要以輕軟、寬大、舒適為佳；不要穿緊身卡腰的衣褲；要穿平底、舒適的布鞋，不穿硬底和高跟鞋；練功時腰帶要鬆開；領口和袖口也不得扣死；手錶最好摘下，以免影響氣血的自然運行。

為了防止感冒和保持練功者氣血的正常運行，冬天要注意保暖，就是在夏天也不要著涼受風。季節和氣候變化時，要隨時增減衣服，尤其病症比較嚴重的人，冬天在室外練功時，不要勉強自己抗寒，要適時穿上棉衣、棉鞋、戴上棉帽，以保持人體的正常體溫。這樣在練功時就不會因為天氣寒冷而影響入「靜」。

二、食：就是指練功者的飲食。不要吃辣椒等帶有刺激性的食物，蔥蒜要熟食，不許抽煙，不許喝酒。要適當加強營養，以多吃些蔬菜和素食為好。

清晨練功前，可不吃或少吃一點食物；練完功過三十分鐘後再進行早餐；午後或晚上練功前，吃飯不要過飽，飯後一小時才能開始練功。功後最少要休息半個小時再吃飯。飽食後或是飢餓時，均不宜進行氣功鍛鍊。

三、住：就是指練功者的住所。儘量避免住房陰暗潮濕。室內門窗不可緊閉，要經常保持空氣清新。室內擁擠不堪和空氣有污染時，不宜進行練功。

四、行：就是指練功者的行為。對練功者的思想品行和道德修養是有特殊要求的。要求一切練功者，只能多做好事，絕不能做壞事。最起碼的一條要努力避免「七情」（喜、怒、憂、思、悲、恐、驚）干擾，如果雜念紛紜，是練不好功的。早在二千多年前，我們的祖先已經注意到這個問題了。《黃帝內經》中就曾指出：「喜傷心」、「怒傷肝」、「思傷脾」、「憂傷肺」、「恐傷腎」。氣功鍛鍊為什麼能治病呢？這是因為氣功鍛鍊同人體健康的許多因素有關，其中就包括人的精神因素在內。所以要儘量避免七情干擾，這是保障氣功鍛鍊能夠取得成功的至關重要的一條。

已婚的癌症病人在治病練功過程中，要絕對禁止房事。只有基本治癒後，才能考慮有節制的兩性生活。這對每一個練功者，必須引起注意。因練津化精，練精化氣，練氣化神……。所以傷精必然害氣。

三、牢記訣法，掌握要領

新氣功療法中保障練好氣功的一個重要訣竅，就是「圓、軟、遠」三字訣和「似守非守」意守法及「三不原則」。不論練新氣功的哪一種功目，都要按照上述訣法進行鍛鍊，尤其癌症病人在練功時，必須認真學習和掌握這些訣竅，才能收到更大療效。現分別簡釋如下：

一、「圓、軟、遠」三字訣：

①圓：在練功時，軀體和肢體動作，都要保持圓的或弧線形的運動姿態，要神情自然，動作圓滿，氣勢一貫，才有利於氣血的流通。

②軟：運動時，肩部、頭部、頸部、軀幹、臀部以及全身的肌腱和大小關節，都要保持

一定的鬆軟，不要僵硬死板。放鬆時要作到剛中寓柔，柔中寓剛，輕鬆自然，心安神怡，似有似無，這樣才能作到鬆而不懈，真正達到放鬆的練功境界。

③遠：眼睛無論是半閉半合或是輕輕閉著，要向前平視遠方。要作到視而不見，見而不盯。連眼皮也必須放鬆，切不可低頭看地，否則會產生不適的氣感。

初學練功時，意念活動應該放到身體外面，只有在具有相當功夫後，才可意守丹田。眼神活動也同意念活動一樣，初學者也要把視線引到身外。這個「遠」字便是初級階段的一個重要祕訣。

二、「似守非守」意守法和「三不原則」

「意守法」是指「一聚一散，似守非守，若有若無」；「三不原則」是指「不盯、不抓、不追」。

①「一聚一散」說的是，在練功過程中，要求用意念集中於「題」，要想一想，放一放，使守題的想像物一來一往，一散一合，疏密相宜，輕重適度，這種對待意念活動的方法，我們稱它為「一聚一散」。為了排除雜念，以集中精神練功，就要用「一念代萬念」的功法。用將意念集中於「題」的辦法來排除雜念，集中意念就叫做「聚」，即聚精會神之意。若雜念已去，就要把意念鬆一鬆、放一放，以減輕精神負擔，更加心安神靜，就叫「散」，即

散去不必要的精神負擔。

②「似守非守」：即「聚」時，不能對意守的選「題」想得太緊太死；「散」時，也不能把意守的「題」散得太光太空。要保持似想著題又像沒有想著題的鬆靜狀態。這種意守方法就叫做「似守非守」。

③「若有若無」：意守選題的過程中•意念活動不能緊張，如果是想「題」太重，則要發生偏差。只有像似有題，又像似無題的虛無飄渺的進行意守，這樣才能自然的保持相對練功的入靜狀態，即是保持不會太興奮，或處於昏昏然的入睡狀態。練功中的這種似有意又似無意的意守情態，就叫做「若有若無」。

④三不原則：即不盯、不抓、不追的守題原則。守題時雖然把思想感情集中在「題」上，但想題時不能把自己的視線落在形象上，眼睛仍然要保持微閉狀態，平視遠方，對前方的景物與意守物要「視而不見」，這樣就把看和想區分開了，如果選題選的是「一朵玫瑰花」，想著這朵花時，不能把這朵花的形象放在眼前。這樣，眼睛就會像是沒有看見花，而思想上卻有朵花。若把視線落到題的形象上，就會出現用眼睛緊緊盯住目標不放的毛病，這樣「內氣」就產生得少，而且容易出現頭痛肚痛和眼睛酸沈、昏暗、疼痛等不適感。如果思想上守不住而跑了題，就暫時讓它跑一跑，這時如果雜念乘機襲擊，思想不要緊張，全身要放鬆，題自然又會回來的。

總之，不要勉強用意志對選題緊緊抓住不放，也不要用眼睛死死盯住選題。即使思想上跑了題，也不要勉強地去把它硬追回來。如果練功中不按照這「三不原則」辦，對選題猛追、死抓、硬盯而不放，就會引起頭暈，心慌和氣機失調等不正常現象。

四、以意引氣，辨證施治

練功中要正確地使用意念活動的功法，只有正確利用選題功法，才能使意念集中一點或一物。常言道：「心猿意馬最難收」，這就是講的「心」和「意」不是容易集中的。我們練功中的意念活動非常重要。氣功中有「意到氣到」之說，這就說明意在氣運中的重要性。意念是打開人體氣機的鑰匙。只要意念運用得對頭，才能開動人體氣機，使體內產生更多的「氣」，以我之心，使我之氣，適我之體，攻我之疾。

那麼「內氣」是怎樣產生的呢?這主要是通過練功者的意念導引法，誘導體內氣機開動，產生「內氣」，這個產生內氣的方法，我們把它叫做「以意引氣」。意是意念活動，包括人的思想，感情、意識、思維等。產生內氣的形體動作，我們把它簡稱為「形」。

意、氣、形這三者是什麼關係呢?在初級功的學習過程中，只能是以意引氣，以氣引形，形是產生內氣的客觀物質基礎。氣功的理論中，還有「以意領氣」之說，它和「以意引氣」是不同的。

其區別就在於「以意引氣」是以意念活動為主，配合勢子活動和調息活動（癌症患者，以調息活動為主），用意誘發體內自然產生「內氣」而不是用意領它；以意領氣「是以意念指揮內氣運行，這對初學氣功者是適宜的。若要以意領氣，由於不熟悉身體經絡的循行路線，就容易造成「內氣」出軌的現象，或是由於形體未柔，調氣未和而勉強去領氣亂行，就會弄出這樣或那樣的偏差來。這是應該多加注意的。

練氣功就是使體內產生更多的「內氣」，以疏通經路，調整陰陽，補氣血之不足，增強免疫機能，達到治病保健的目的。要想產生更多的「內氣」就要正確地使用各種導引法，過好「三關」（即鬆靜關，意守關，調息關）。而這三關是互相滲透，相輔相成，互為因果，缺一不可的。其中以調息活動起關鍵作用。其它兩關必須密切的配合意念導引和勢子導引，才能發揮關與關的互相作用。

因為意念上的鬆靜，就有利於肢體方面的放鬆。肢體的輕鬆，柔軟活動，也能使意念活動更能運用自如，得心應手；同樣，調息導引也有利於周身氣血的流通和大腦在練功中入「靜」。

但是，在新氣功防癌治癌法中，不是專一採用通常使用的氣呼吸法，而是採用在調息導引法中滲透能力強，發動氣機猛的「風呼吸法」。風呼吸法是用鼻吸鼻呼，先吸而後呼，吸氣和呼氣時略帶風息聲。聲音的大小以自己剛能聽到自己的呼吸聲為度，以他人能聽到「風息聲」為太過，以自聽不到「風息聲」為不足，不強不弱的呼吸法，我們稱之為「中度風呼吸法」。一般在自然行功中，多是採用「中度風呼吸法」。風呼吸法是「兩吸一呼」即：「吸，吸——，呼——。」或是「一吸一呼」，如風呼吸法特快行功，就是採用的這種風呼吸法，即：「吸——，呼——，」。運用風呼吸法時，要與行功的步伐相配合。詳細做法，在配合風呼吸法的行功中已講到，這裡不再詳述。

練行功時，調息引導與或事導引互相配合，即可產生更多的「內氣」只有周身放鬆，心安神靜，動作柔和，體態輕鬆，才能促使內氣沿著正確的軌道運行。

尤其初學練功者，由於對所練功目的式子不夠熟練，需要一個熟悉式子的過程，在這個學習階段，可以把自己的注意力集中到動作式子和所學功法要領上，邊練邊學，式子動作及功法一旦熟悉，就不要再過多的去想動作和式子，就要正確地使用各種氣功導引法，針對自己的病情，認真地一絲不苟地來練功。

新氣功療法是根據人體生理，病理，醫理研究出來的。並認真貫徹中醫學說中的辨證施治法則，使其更具有鮮明的針對性。同一功目男女練法有別；不同病種，或是同一病種，在從疾病的緩解到痊癒的不同階段，練功要求也有不同。因此，每個學功的人要對照本書中的規定，結合自己的病情來選定練法和功目。這就是本氣功療法功目中貫徹辨證施治原則的一個重要特點。

要使練功收到應有的效果，還要合理地安排功目和功時，不要操之過急，過急了並不能取得滿意的療效，往往事與願違，欲速則不達。

尤其是初學練功者，一定要按功法和步驟，循序漸進地進行鍛鍊，把基本功紮紮實實的學好；如果不認真，不下苦功夫，對功法一知半解，或是獨出心裁地違背功法功理去鍛鍊，這是要出偏差的。

實踐是檢驗真理的唯一標準。練氣功也是如此，只有每一個練功者著重於實踐，細心地體驗功法要領，一點一滴地積功日久，必然是鐵杵磨成針，功到自然成。

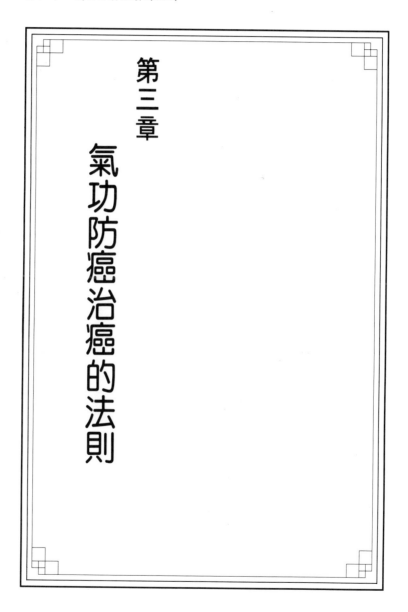

第三章

氣功防癌治癌的法則

新氣功療法防癌治癌的法則，是我從多年的氣功教學過程中，和許多癌症患者與疾病作搏鬥的實踐中，逐漸摸索、探討和總結出來的，是切實可行的、有效的初步經驗。

第一節　氣功防癌治癌的理論基礎

氣功療法，能夠起到防癌和治癌的作用。已被近十年我運用氣功治療各種常見病和癌症的事實所證明。

氣功的「氣」，是用肉眼看不到，用手抓不著的。但是練氣功的人同平常人就不一樣，他們能明顯地覺察到有痲酥酥的，像電流似的東西在體內流動。有時會感到「丹田」氣向四肢和周身放射，這就是我們經常稱作的「氣感」。

現在許多國家都非常重視氣功的研究。氣功在我國有著幾千年的光輝歷史，我國的一些科學家，開始使用現代化的科學儀器對氣功進行研究。初步發現有的氣功家從某種部位發放出「外氣」，是一種紅外輻射、靜電、磁和粒子「流」。它有客觀的物質基礎。不是什麼「巫術」和「封建迷信」。

我國中醫學中有關「氣」的理論，經絡學說，就是來源於氣功這門學問。經絡是人體氣血循行的途徑，是全身各部神經器官相互聯繫的渠道。人體的經脈有十二經和奇經八脈。這些經絡，內連五臟六腑，外通關節皮毛，使整個身體成為一個有機的整體。

我國古典醫學名著《內經：靈樞•經脈篇》闡明：「經脈者，所以能決生死，處百病，調虛實，不可不通。」我們經常所談的氣功療法就是一種自我控制的整體療法。其道理就是氣功具有「通經絡，調氣血」的作用。「氣」沿著經絡走，使人的血脈更好地運行。人體的內在運動和外在聯繫，無不與「氣」有密切關係，因此，我們對「氣」的研究，也就是深入到了對人類生命本質的研究領域。

現代醫學研究的重點，已由對各致命疾病表面現象的觀察、描述，轉向對重大疾病的病因、病理與防治問題的深入探討。

我們力求運用現代科學理論和方法，以期融匯中西醫的精華，挖掘氣功療法的精萃。

新氣功療法為什麼能防癌治癌?

一、人體的吐故納新，能夠阻止並排除癌細胞的惡性增殖，現代科研的成果中，已經查明癌產生於脫氧核糖核酸（ＤＮＡ）和許多能使人致癌的化學物質。氣功的調息功法，能使人以大、快、強的速度，吸收更多的新鮮氣體，排除宿積，更新氣血，增強元氣，調動體內特有的免疫機能，運用高速運行的內氣，來攻擊致癌物，以制止癌細胞的惡性增殖和發展。

二、人體的「氣」功能，具有吞吃癌細胞的作用，癌細胞的特點是生長能力特別強，增殖發展速度特別快。人體通過練功也有異於常人的重大特點，即練功人的大腦皮層反應能力特別強，周身神經的電脈衝動特別大，呼吸到體內的帶有各種氣體元素的分子粘附性和排斥能力也特別快，能夠針鋒相對地干擾、控制和破壞癌細胞的生長，進而消滅之。

三、癌有破壞人體的能力，而新氣功能使人有自我修復的能力。癌能破壞人體各部器官的機能，使人的營養失調，直至死亡；人體通過練功，可以加強五臟功能，攝取更多的營養物質，增強生命的活力，起到防癌抗癌和治癌的作用。

四、調動人體的免疫系統，能夠消滅癌症的危害。癌症既有來源，更有去路，癌細胞既能生長、發展、轉移、擴散，使病狀發生和蔓延；人也便能夠發揮自己的主觀能動性，運用練氣功的方法，使體內產生強大的電位能，保衛自己的肌體不受癌的危害。人體免疫系統功能的增強，更是防癌和治癌的銅牆鐵壁。在氣功治癌方面，我主要是採用圍困病灶於「孤城」，斷其患路，杜絕援源，各個擊破，將其殲滅。

綜上所述，從中醫學說的觀點來看，癌的成因是由於陰陽失調、氣滯血淤形成的。而氣功的運氣療法，又具有特殊的行滯活血，扶正驅邪、調整陰陽、消腫散結的異常功能。從而充分調動人體的「內因」和癌症作搏鬥，鏟除致癌的病因，消滅癌病灶，所以說，我創立的這些氣功療法，主要是充分發揮患者的主觀能動性，以通過練功，最大限度的調動病人自己的「內氣」，使之按正常軌道循行經脈，以調整陰陽、疏通淤滯促進新陳代謝，增強機體功能，以利於阻止和消滅癌的發展和存在，這就是我們新氣功療法防病治病的基本出發點和理論基礎。

第二節　氣功防癌治癌的基本原則

人體都存在著得癌症的可能性，在目前世界各國還沒有完全攻克癌症發病及治癌機理的情況下，氣功治癌取得了可喜的效果，就是因為它在防癌治癌中注重調動內因。所以樹立患者對氣功能夠治癌，樂於接受氣功療法與自己癌症作鬥爭的信心，決心和恆心，是整個氣功治癌的過程中，必須堅守的基本原則。

一、「一攻一守」原則

所謂的「攻」與「守」，就是「攻」其癌細胞和病灶，制止其發展，直到消滅之。「守」就是採取一切措施，使自己的身體不再受疾病侵襲，直到恢復健康。這是整個治療過程中，每個人必須遵守的原則。

首先要「攻」患者悲觀失望、憂心忡忡的精神狀態，樹立用氣功療法能夠戰勝癌症的信心。「守」就是用短時期的氣功治療，使患者取得祛痛鎮靜、吃得香、睡得好、體質明顯好轉的顯著療效，使患者明顯感到自己體質得到了增強。這就是我們首先採用的「保守療法」。防癌治癌的氣功基本功是「風呼吸法快步行功」。

對於「風呼吸法」，一般練氣功者認為是有害的，危險的，在身心健康極度衰弱的癌症患者身上，再加上快步行功，更是危險的。因而，有的人不敢採用，但實踐證明，只有利用「風呼吸法」快步行功產生行氣猛、威力大、速度快、效率高的特異功能，才能刺激大腦皮層和身體的神經系統，而產生強、猛、高速的神經「衝動」，激發體內生物電的大量產生，發揮本身正常細胞的防衛作用，利用練功時所產生的異乎尋常的「粒子束」，迅速將癌細胞擊潰，吃掉和排斥到體外，體內吸取大量的新鮮氧氣，自然能夠抗衡癌細胞的斥氧抑氧的特性，改變癌細胞急劇快速的增殖能力，從而制止癌細胞的發展，這是「攻」的方面。只要「攻」得成功了，自然「守」就「守」得住，「守」得牢，「守」得好，這種「以攻為守」的法則用於癌症治療，取得了預期的效果。

二、「辨證施治」原則

「辨證施治」是中醫臨床治療疾病的根本原則。在我們的氣功新療法中，同樣也要遵循這個原則，並將其運用到氣功防病治病中去。

中醫在一般情況下運用的是「望」、「聞」、「問」、「切」四診，來掌握病因、症狀和疾病的變化情況，由於人體有強弱，發病有新舊，病期有長短，病情有輕重，病灶有內外，因此在臨床上的所表現的病症，往往是錯綜複雜的，辨析機體病變的性質、程度、一般說來，還應掌握和運用陰、陽、表、裡、寒、熱、虛、實這「八綱」分類辨證的方法來診斷各種疾病。而我們運用氣功療法來為病人治療，不僅要掌握「八綱」的辨證方法，而且更重要的是教會患者掌握這個方法來為自己診病、治病。

這「八綱」中陰陽辨證是根本。「陰陽者。天地之首，萬物之綱紀，變化之父母，生殺之本始，神明之府也，治病必求於本。」（《黃帝內經素問‧陰陽應象大論篇》）。

所以，新氣功療法也要抓住這個治病的根本，研究「氣」與人體健康的根本關係。氣功家把「氣」大體分為「先天之氣」和「後天之氣」兩大類。

「先天之氣」是指人生命的原動力。也就是我們經常說的人的「元氣」。「後天之氣，」為大自然之氣和我們飲食的營養物質之氣。兩種氣「混而煉和」，稱為「真氣」。先天之氣依靠後天之氣的充養，後天之氣依賴先天之氣的推動，才能使人的生命生生不息。

我們練功時就是要凝神煉氣，煉氣生精，煉精化氣，煉氣化神。這就是我們經常講到的「精、氣、神」的生長變化關係。

空氣即大氣，它直接參與我們機體的氣體代謝、物質代謝和體溫調節。

有人做過實驗和計算，說一個人每天大約要吸入一萬一千餘升的空氣，才能保證人體吐故納新過程的正常進行，人若斷「氣」，立刻就會死亡，這是一般常識。我們所講的氣功是為「內功」不僅要講吐故納新，更重要的是注重「內氣」的鍛鍊，作為練氣功的根本。

三、「氣功治癌」原則

新氣功療法是由患者自我治療，自我控制的整體治療法，是根據癌患者的心理、生理、病理的不同，而進行氣功治療，以根治疾病。「氣」就是「藥」。氣能治病，氣能治療頑疾，「氣」有奇特的療效。

這是幾千年來我們的祖先從實踐中確定下來的一條行之有效的原則。

我們與北京市肺部腫瘤研究所和醫院掛了勾，簽訂了包教包學合同，開展新氣功療法用於治療肺部腫瘤的科學研究工作。他們第一次給我們七個癌症病人，經過練功，每三個月檢查一次，發現其中六個都得到了迅速的好轉。

為什麽氣功能防癌治癌？就是因為它能調動內氣。而內氣有三大力量：

①內氣有衝勁，能通過導引衝到病灶去。

②內氣有鑽勁，能追逐和消滅壞細胞，保護正常的好細胞。

③內氣有旋轉勁，能調動和喚醒人體已被癌症侵害和沉睡（無神經感覺）的神經恢復機能和活力。

氣功療法就是用功法來吸進氧氣，恢復或是增生紅血球，只有人體內的被破壞的血液成分恢復了正常，人體的生命活力才會增強，通過練功利用氣功導引法，調動人體的「內氣」

去攻擊消滅病灶，以達到防病治病的目的。新氣功療法之所以能夠防癌治癌，就是充分發揮了氣功的這重大特點和堅持了這個法則。

第三節　氣功防癌治癌的療程安排

氣功療法是為了養生、保健和治療各種疾病而特設的功法。氣功治癌的幾個方法主要是：

一、氣功導引法

本療法的防癌治癌功中，綜合運用了許多種功法。除我們已經講到的慢步行功和氣功導引術的意念導引、呼吸導引、勢子導引、吐音導引和綜合導引等五種導引法之外，還運用了比較高級的氣功大導引法：

①飛經走氣導引法；②通經接氣導引法，能夠聆聽電子密碼和人體各種信息的「收視返聽」和「收發信號」導引法等等，這些不在這裡介紹了。

在氣功治癌新療法中，我主要重點介紹「中度風呼吸法」八種行功的具體操練法，和其他一些輔助功的正確練法。

二、功目安排法

分三個療程，每個療程為三個月。

第一療程：根據患者處於體質嚴重衰弱，面臨著死亡的威脅，癌細胞和病灶仍在繼續發展、轉移、擴散等特點，第一個月要做好兩個工作：首先，樹立起敢於戰勝癌症的信心和勇氣；其次要摸清癌病灶存在的部位和病情發展的真實歷史，結合直接觀察到的、詳細的、病體實況，決定功目與功法。一般說來，開始應該給以「升降開合鬆靜功」進行鍛鍊，使患者能夠從精神上到全身各部從緊張狀態變為鬆靜狀態。為了進一步加強患者的血液循環系統和神經系統的功能，再給以「定步風呼吸法」和一步一呼、一步一吸的強度「風呼吸法快步行功」。每日早晨在空氣清新，環境安怡的地方進行鍛鍊，時間和功次，可以由少增多，但每日不得少於兩小時。使患者大量地吸取新鮮空氣，充分供應生命必不缺少的氧氣，增強生命的活力，有力地發揮吐故納新的作用，迅速地改變患者由於疾病纏身所造成的貧血、缺氧、乏力、精神萎靡不振的狀態。

練功一個月之後，增加「頭部氣功按摩法」。因為頭部按摩能夠加強人體司令部——大腦的功能，疏通中樞神經，激發人體高級神經系統與癌作強有力的鬥爭。

頭部按摩又有助於人的精神、思想、意識的安靜，能使人體的氣、血更好地循環運行，

「血脈流通則百病不生」。

在第一療程中，針對病種、部位病情的不同，首先採用「只圍不攻」，斷其竄路，鏟除病因，絕其病根的辦法。即循經施治的穴位氣功按摩法，必須單獨進行。只能按摩病毒所在部位的周圍有關經絡穴位，以自身「內氣」包圍和消滅病變，嚴禁直接按摩病灶（即癌瘤腫物），以防癌細胞遇熱（電能）而溢出，轉移、擴散。例如，用氣功按摩湧泉穴，就能加強腎臟功能，調理脾胃，疏經活絡，起到健腎養肝補心氣的作用，以防致癌物從腎向肝進攻。同樣，五臟的癌也不能從正面攻之，而只能從旁側進攻。凡癌患者都不能按摩病灶，要守肺（即預防轉移）、保心（加強心臟功能和血液循環）、健脾胃（使之能吃東西），以使患者能夠增強體質，又不使癌毒有轉移擴散的餘地，然後在條件成熟時，集中火力，針對病源，採取攻堅戰，消滅癌症。

在本療程中，只有患者的心情穩定下來，氣功療法才能發揮無比威力；只有病情穩定下來，才能進一步開展功攻勢。因而，此療程是全部療程中決定性的重要階段。

第二療程：經過第一療程的鍛鍊，患者已經達到心情愉快，病情穩定，對戰勝癌充滿信心的程度。在本療程內，即可安排配合步法的「兩吸一呼」的「中度風呼吸法快步行功」。每日清晨日出之前，空氣新鮮充足的時刻，在室外環境較好的地方鍛鍊，半小時至一小時為一次，可進行兩次，因為此功在行進時步法配合「兩吸一呼」的「風呼吸法」，有強有力的吐故納新作用，是強身殺菌極有效之功，功時與練功強度，與第一療程相仿，可使患者能夠心安神靜，感到舒適，不會因過度疲勞，影響練功效果。

一般患者經過此療程後，經過檢查病的各項指標，均逐日好轉，無惡化與發展現象，體質日漸強壯，精神飽滿，充滿信心和希望。在這種情況下，可以進行各種對策的吐音法和相適應的輔助功，患者必須更加努力地、安心地練功，以便發動「內氣」，攻克病灶，發揮氣功更大的醫療作用。

第三療程：一般癌症患者經過了半年的氣功鍛鍊，精神面貌已完全改觀，病情顯著好轉，除仍要繼續練「中度風呼吸法快步行功」外，還可以增加「三吸兩呼」或「二吸三呼」，根據患者的體質和練功的程度而定，配合點穴的「弱度風呼吸法行功」。這種功一般是在患者練功九個月之後才能酌情增加。「氣呼吸法慢步行功」和各種氣功按摩，必要的「吐音法」等，均可配合使用。多種功法的交替鍛鍊，可以彼此促進，相輔相成，以便達到滿意的療效。

三、療程分期法

對療程的區分，是作好治療，防止出偏差的好方法。

上述的三個治療階段，除了考慮患者練功的主動性，治癌的階段性外，還要根據病情的客觀變化，掌握練功的靈活性。

例如，在第一療程中，利用功率大、威力強的功法，以制止癌細胞的發展和蔓延，但由於患者體質很弱，必須以保住其病體不受損傷為根本前提。這個時期是練功和教功最緊張的階段，不許走彎路，成績必須直線上升，經常要進行「三查」（即查功法、姿式、生活四調情況等），查出對練功有不利的因素，必須立刻加以糾正和克服。如病人在治療過程中發生了「七情」（喜、怒、哀、思、悲、恐、驚）干擾，必須及時設法克服掉、發現患者的病情變化，如感冒、便秘、瀉肚、病情惡化等情況，必須及時設法解決。在四季中，冬季練功比較困難。為了防止季節性疾病如氣管炎、感冒、鼻炎等病變的出現，要及時加上「風呼吸法自然行功」的鍛鍊項目，把力量放在「養」上，待「養」起來再「攻」。

事實上「養」中有「攻」，「攻」中有「養」。「風呼吸法自然行功」，必要的「穴位氣功按摩法」，都是為了戰勝癌症而精心配合使用的。總之，要因人施治，因人施教。

前面所述的三個療程，主要是根據治癌的不同階段而採取的必要步驟。每一個療程稱為一個階段。這三個階段是：防禦階段、相持階段和反攻階段。

防禦階段：主要是穩定患者心情，制止癌的變化和不使病情發展為重點。

相時階段：以提高患者的練功能力，增強患者的抵抗力，向癌細胞和病灶進行全面進攻或局部進攻為重點，進一步提高氣功抗癌的功力。

反攻階段：進一步消滅癌細胞消滅病灶，恢復患者的健康為重點，即採用多種功法綜合治療。

以上三個療程所安排的各項鍛鍊功目，是按照一般情況化分的，但遇有特殊情況，還得根據具體情況，靈活掌握，不要機械行事，否則是不利於醫病的。

第四節　氣功防癌治癌的功法特點

「中度風呼吸法行功」，是吸取了我國古典氣功療法中華陀「五禽戲」運氣法，以及各種「內養功」與「保健功」的功式功法的優點和精華，推陳出新，專為各種癌症患者練功的特殊需要，而獨創的一套動靜相兼、剛柔並蓄的新式功法——行功。這套功的練法是多種多樣的，療效是奇特的。

氣功新療法有很多內容，本節只就防癌治癌的行功特點，簡述如下：

一、怡神靜氣，動靜相兼

關於「動」與「靜」的問題，是各派氣功家一貫重視的帶有普通性的問題。這裡所講的「動」是指練功時人的「肢體」和「氣息」的運動，前者屬於「外動」，後者屬於「內動」，「內動」與「外動」互相制約，混然一體。「靜」是指練功時人的精神與形體的安靜，前者屬於「內靜」，後者屬於「外靜」，「內」、「外」一體，「形」、「神」俱合，「動」與「靜」，「形」與「神」，互相依存。「動」與「靜」是相對而言的。「靜」是暫時的，「動」是永恆的。這就是中醫學說的「整體恆動觀」。

練功時的「入靜」就是要促進和調整人體的生理功能，使它很好地動起來。練功時的「動」是在大腦與人的精神在特殊的安靜狀態下進行的。如按一般的站、坐、臥功來練，在患者疾病纏身，生命受到死亡威脅的情況，他哪裡還有「心」要「靜」下來呢？所以要想「入靜」是不容易達到的。

我們所練的這一套新式行功，易學易練，而且能夠使患者在極不易「入靜」的情況下，也能掌握這套功的練法，從而達到治病保健的目的。

二、意氣合一，鬆靜為主

練功時，氣要柔和，意要專一。「氣」要「剛」「柔」相濟；「意」不能三心二意，而要專一。這套新行功主要是以「意」引氣，以「氣」引「形」，意氣合一。「鬆」就是思想上和肢體上都要「放鬆」、「鬆」而不「懈」，心安神靜。我們所講的「意」是指練功時產生的「意念活動」，是指大腦控制人體的特殊功能。

「氣」是指人體內的「真氣」。練功所得之氣稱為「內氣」。真氣即「先天之氣」與

「後天之氣」和大自然之氣，是人類賴以生活的「命根子」。所以只有放鬆，人體才會產生更多的「內氣」。練功時一緊張，就免不了要出「偏差」。可是有些練功的人，以為氣功就是練「呼吸」，專在呼吸上下功夫，有的呼吸故意拉長，有的把腹部故意脹大，這些現象都是違背了「意氣合一」的原則，是本行功中所不允許的。

要特別強調，練功時一定要很好地掌握「意氣合一、鬆靜為主」的原則。要作到「動中寓靜」「靜中寓動」。一般也把這個原則稱為「靜中有動、外靜內動」，「動中求靜、外動內靜」。行功的操作法，就是在動靜結合的情況下，進行肢體運動，從而達到「內」與「外」俱練的功法。

三、練養結合，辨證施治

為了防止練功時「偏差」的出現，我們從實踐中總結了一個練與養相結合的原則。「養」主要是指通常所說的養身之道。氣功當然一定要好好地練，可是一般練功的人，只知道「苦」練，不知道「巧」練，只一味「蠻」練，不知道「文」練。尤其病員練功，不講究一個「養」字是不行的。

養是什麽？就是說練功時一定要注意「火候」適宜，要合理安排功目和功時，不要操之過急，練功過火。否則，欲速則不達，反而事與願違，要想發揮所練功目最理想的療效和發揮它治癌、防癌的最大威力，就要對練功的不同階段，提出不同的要求，遵照辨證施治的原則進行操練。

第五節　防癌治癌應學練的功目

癌症病人應該學練哪些功目呢？怎樣才能根據自己的體質和病情，來學習和選練「對症下藥」的功法呢？這個問題非常重要。所學功目針對性強，就會收到事半功倍的效果；如果選學項目不當，所收到的效益就可能不合乎理想。

針對各種不同的癌症患者，如何合理地安排其功目和功時，是一個比較複雜的問題，就像醫生開處方一樣，各種藥物適應病情，就會藥到病除；氣功功目的安排也要適合病情，要建立在周密的、精確的診斷上。但這一點一般患者是不易辨到的。所以本節中根據功目的特點和患者的一般情況，大體地作些介紹。

一、選學功目的一般原則

按照每個人的體質，病情和學習條件，以練養結合、辨證施治為主要原則、首先要確立一個「功守應變」的鬥爭方法。「攻」（祛邪）和「守」（扶正）是一對矛盾的兩個互相依存的側面，根據自己的實際情況確定「攻」或「守」的側重面，再根據每個功目的功法特點，來選學自己要練的功目：

①對於沒有病、體質較好而要採用新氣功療法來預防癌症，消滅體內可能潛伏的癌細胞而保健強身者，就可以任意選擇本氣功防癌治癌功目中，任何一種或數種法去進行鍛鍊。

②對於有病，或有多種疾病的患者，如患有氣管炎、肺氣腫、哮喘病等，就要選用「攻」強於「守」的功法；而患有心臟病，低血壓、肝炎或糖尿病等多種病症，而且氣血又比較衰竭者，就要改用「守」強於「攻」的功目和功法。有的功目對不同病症又規定了不同的呼吸方法，例如：為炎症、癌症等患者，設計的是風呼吸法；但對大多數慢性病患者，則應採用氣呼吸法或自然呼吸法，特別是高血壓、心臟病患者，只能用氣呼吸法，不得採用風呼吸法。就是操練自然行功或是作定步行功時也不得例外。同是風呼吸法，不論是「一吸一呼」或是「兩吸一呼」，呼吸時快慢要求也有所不同。所以，對新氣功防癌治癌的一切功目，都必須嚴格按照規定去練。

③對於患有各種癌症的病員，首先要調整或者設法消除自身因患癌症而已造成或者可能造成的陰陽失調現象，要運用威力強大的風呼吸法功目；並採取主要功目與輔助功目相結合的方法進行鍛鍊。

二、癌症病人應該鍛鍊的功目

新氣功療法的防癌治癌功目，主要是根據扶植正氣，驅除邪氣，消滅病毒這三個密切相關的防治要點，而設計、安排的。按照一般的醫學病理分期，癌症常規分為早、中、晚三期。可按期選學功目。

①晚期癌症患者應選練的功目

要首先選練三種配合「風呼吸法的快步行功」。每一種快功練二十分鐘，休息二十分鐘，還一定要練十至十五分鐘「風呼吸法定步行功」，然後休息。早晨練功最好在五點左右，到室外空氣新鮮地方去鍛鍊。每練完一套「風呼吸法快步行功」要再作一套「升降開合鬆靜功」。「風呼吸法特快行功」，一定要練二十分鐘，休息二十分鐘。如困有精力的話，還可以再練「風呼吸法定步行功」。除了練一些主要功外，還要練一些輔助功，如練「鬆腰功」，練「風呼吸法」必須在空氣新鮮的室外或園林中進行。

在室內還可以作各種輔助功，如作頭部穴位氣功按摩法，腳部穴位氣功按摩法，練腳棍和針對各種癌症的吐音導引法等（腳棍和吐音法，另有單冊刊行）。

不同病情，宜補宜瀉，還是平補平瀉，要求不一。練功中，調息導引法的先吸後呼為瀉，先呼後吸為補；按摩中正轉和反轉的次數安排，也有補瀉之別：正轉為補，反轉為瀉。癌症病人宜先瀉後補；其他慢性病宜用補法。或是補瀉兼而有之。特別值得注意的是：女子懷孕期或是月經期，由於要照顧生理上的變化，練功時，一些配合風呼吸法的功目，可以改為氣呼吸法，一般情況均不得再練帶有強刺激的風呼吸法。

至於頭部和腳部穴位氣功按摩法，則應絕對停止。選練功目時必須慎重，千萬不可破壞全身經絡氣血的正常運行。這也是新氣功療法的顯著特點。就是功法順乎經絡脈道氣血的正常運行，不能破壞或干擾之。它所要破壞的只是邪氣和病理狀態。

②中期癌症患者應選練的功目

中期癌症患者，如手術後癌有轉移和擴散者，必須先練一整套「風呼吸法快步行功」。每練一種快步行功時，一般練二十分鐘後，休息二十分鐘，再練二十分鐘。然後練「風呼吸法定步行功」約半個小時；「中度風呼吸法一步行功」、「中度風呼吸法二步行功」和「中度風呼吸法三步行功」，約一個小時，再休息半個小時。接著練「風呼吸法稍快行功」、「中快行功」或「特快行功」，約二十分鐘後，再練一套升降開合鬆靜功。

室內輔助功，可參照晚期癌症患者的功目安排。

③早期癌症患者應選練的功目

早期癌症患者，或是經過一次或多次手術之後、未見癌有復發，擴散和轉移者，也要練「風呼吸法快步行功」。練二十分鐘，休息二十分鐘，再練二十分鐘；「風呼吸法定步行功」

，也要練半小時左右，休息十分鐘後，再練全套的配合風呼吸法的一步行功、二步行功或三步行功，約一小時。休息半個小時後，再練一套「風呼吸法快步行功」，休息二十分鐘後，再練一套升降開合鬆靜功。以上功目，均需在環境安靜，清潔衛生的室外場地進行。在室內也要根據病情，選學一些輔助功，如做一些保健氣功按摩法。

氣功防癌治癌功目，在練法上都要求作到：鬆靜自然，動靜相兼。並且都要求按照「圓、軟、遠」三字訣法進行鍛鍊。各種功法，要根據自己的實際情況，加以具體運用。譬如，同樣是行功，在名稱上也有不同的叫法：如防癌治癌的行功稱為「風呼吸法快步行功」；防治各種常見病的行功稱為「慢步行功」。但是「快」與「慢」都沒有規定每分鐘行進的速度和步數，這主要是為了適應病員的不同情況。

所謂的「快」與「慢」都是指功法特點而言，操練時一定要根據自己的體質和病情，恰如其份地運用。一般早晨應練二至三小時，下午或晚間再練二至三小時。

堅持上班或是病癒恢復上班的人，每日早、晚最好各練一個小時左右，如有機會多練一些時間更好。「一日練，一日功；一日不練百日鬆」。這是許多練功家的經驗談。堅持練功，持之以恆，時到功成，其樂無窮。

第四章

防癌治癌的基本功

氣功防癌治癌的初級基本功。是運用新氣功療法醫治各種癌症的最基本的功法，本章重點介紹這套基本功。

第一節　主要預備功目的練法

新氣功療法各種行功開始之前，都必須先作預備功。預備功是為操練正功而預先為「內氣」運行創造條件的功目。每次練預備功時都要依次做「鬆靜站立→中丹田三個氣呼吸→中丹田三開合」等三個步驟連貫的功目。下面是預備功功法和操作要領：

一、鬆靜站立式

鬆靜站立是新氣功療法中各種勢子活動預備功的基礎式子。做這個式子時，要求「鬆靜自然」。思想要安靜下來，排除不利於練功的各種雜念，全身各部器官、肢體與神經系統要做到自然放鬆，不緊不懈。其具體要求是：

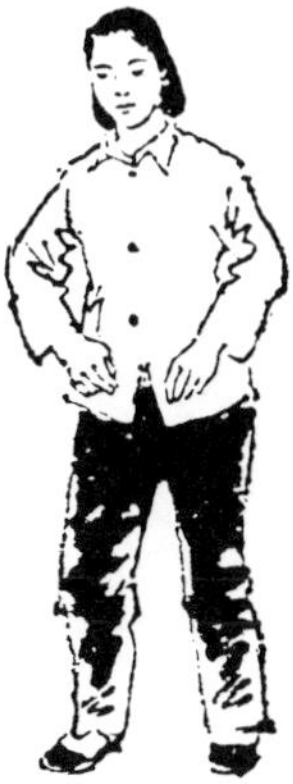

圖１　鬆靜站立式

㈠**姿式**（見圖１）

站立時，兩腳平行開立，約與自己肩同寬。將腳分開時，先將一腳（一般的說來，男先出左腳，女先出右腳）輕輕提起，放鬆，腳尖先著地，腳後跟隨著輕輕觸地，同時放鬆另一腿。兩隻腳後跟站在同一條

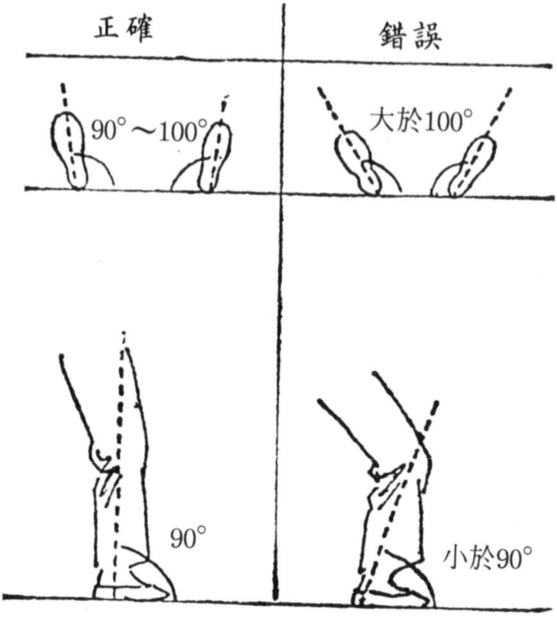

圖2　之一　兩腳站立示意圖

直線上。兩膝微曲，但彎度不超過自己的腳尖（見圖2之一）雙膝雙胯自然放鬆，身體的重心落於兩腳中間，雙臂自然下垂，置於兩腿的外側稍前一點，手指自然微曲。身體保持平穩，神態自然，心靜神怡。

㈡要領

①雙目輕閉

兩眼先平視遠方片刻，然後再把雙目慢慢地、輕輕地微微閉上，眼睛自前平視，但視線應該收回，不使它從眼皮裡射出去。作到「視而不見」，「聽而不聞」。這樣有助於全身放鬆和自然入靜。

②舌抵上腭

將舌尖（即舌前部）輕抵上腭與

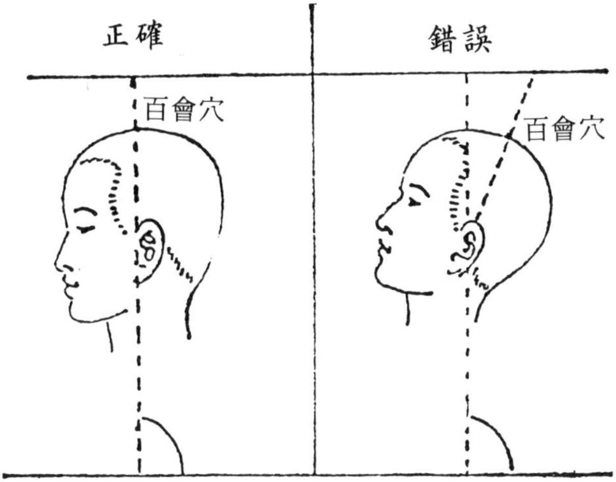

圖2　之二　百會朝天示意圖

牙齦肉交界處，切不可用力、死板，然後雙唇稍微收攏，上下唇似閉非閉。牙齒也似碰非碰，舌抵上腭有助於舌神經與上腭神經的溝通，有利於任、督脈相接通。使口、齒神經系統產生的生物電流，暢通無阻。有的練功家把「舌抵上腭」叫「鵲橋高架」有引「天河水」下降滋潤周身的作用。

③百會朝天

使頭頂百會穴直衝天空，也就是感到好像百會穴被天空中的一條直線牽懸著一樣。做到這一點，頭的位置就正確了。否則就會出現前傾後仰，左歪、右斜等不正確的姿勢，脖子就會發僵不舒服，所以，百會朝天是衡量頭的姿勢是否正確的要領。注意脖頸要虛靈，不要用力。（見圖2之二）

④垂肩墜肘

腕、肘、肩三個關節都要放鬆，肩不鬆垂或雙肩端起，則氣亦隨之而上，氣不沉丹田。墜肘，即鬆開肘關節。筋骨關節無束縛，氣、血脈道隨之打通，即能使氣血暢通。

肩、肘部位有治病的重要神經穴道，尤其對各種疑難病和治療癌症，有主要作用。所以垂肩墜肘之法不可忽視。

⑤含胸拔背

胸部略含。不要挺出，背不要駝，也不要後仰，這樣可以保持脊骨鬆緩。

含胸拔背，必須和虛腋鬆腕同時配合。腋不「鬆」，胸便「含」不得。腕鬆氣達十指末梢，能含胸，背自然而「拔」，腋虛腕鬆，方能圓轉自如，否則，邁步沉重，自立不穩。

⑥鬆腰收腹

鬆腰是要求放鬆命門以下的腰椎部分，鬆腰是很重要的。腰不鬆，氣不沉丹田。只有做到腰鬆，氣才能下沉。當然要把腰練鬆也不是很容易的，平時要多練下蹲姿勢，特別是要多練鬆腰輔助功。只要注意把小腹微收，腰自然就容易放鬆了。太極拳中說：「刻刻留心在腰間，腹內鬆靜氣騰然」，講的也是收腹鬆腰的重要性。（見圖2之三）

⑦提肛溜臀

提肛是練功時將肛門或是會陰部，略帶上提之意，這樣內氣就能通達四肢；溜臀或叫「垂臀」、「斂臀」，是防止臀部在練功時凸出而破壞身體的自然鬆靜狀態。提肛和溜臀要同

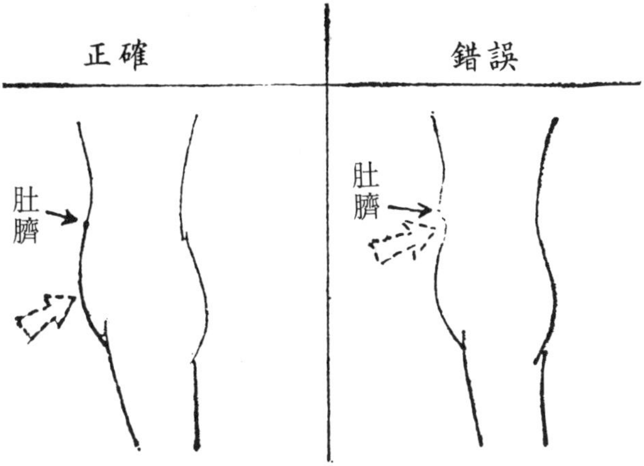

圖 2 之三　收腹部位示意圖

時進行，不用拙勁，完全用意不用力。

⑧扣齒咽津

全身放鬆，心靜神凝。上、下牙齒互相輕扣，口內即生滿津液（也叫「唾液」）要分三口慢慢下咽，送入中丹田。扣齒能夠壯筋骨除牙疾，咽津液能幫助消化和化解百毒，增強人的免疫能力，尤其癌症患者，可多做鬆靜站立功。在預備功、收功和練功中都可添作此功。

⑨心安神靜

全身肢體都要放鬆，哪個部位不放鬆，就會影響那個部位氣血的流通。但大腦的放鬆，排除頭腦中的各種雜念，保持安靜的狀態尤為重要。大腦能否入靜，是練功能否取得療效，或療效大小的關鍵。所以在作鬆靜站立預備功時，心安神靜才有助於練功時的入靜。

二、中丹田三個氣呼吸法

㈠說明：口呼鼻吸的呼吸導引方法，我們叫做「氣呼吸法」。預備功中常常先作三個氣呼吸法。三個氣呼吸，是調息導引的功法之一，通過作三個氣呼吸，可以給呼吸中樞神經創造反射條件，促使大腦逐漸入靜，使大腦得到充分的休息和調整。所以在預備功、收功以及各功法換式時，都有做三個氣呼吸的規定，每一次都應認真作好，不要嫌麻煩。因為三個氣呼吸本身，就是一種很好的調息導引功法。

㈡練法：三個氣呼吸的具體做法是——

先鬆靜站立。

當鬆靜站立按要求做好後，雙手輕輕地緩慢地由胯的兩側向中丹田聚攏，兩臂要按照「圓」、「軟」的訣法，像抱物似地向中丹田運動，開始時兩手心相對，移至中丹田，兩掌心轉向腹部，先將左手（男性先左、女性先右）的虎口放在肚臍處，使掌心（內勞宮穴）（見圖3）按在中丹田（即氣海穴，在肚臍向下，再向裡各一寸半處），再將右手（女性為左手）掌心重疊在左手手背上，使右手的內勞宮穴對準左手的外勞宮穴。雙手位置放好後，開始做呼吸動作，先用口呼

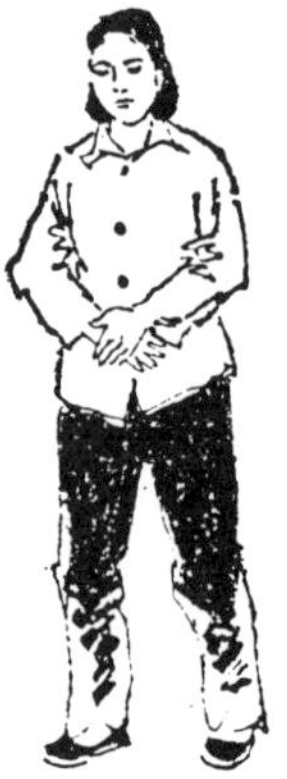

圖3　手抱丹田呼吸式

，後用鼻吸。先呼後吸為補。久病體虛，一般都用「先呼後吸」的補法。但癌症患者要用先吸後呼的瀉法。要做到輕輕地、緩緩地、長長地、深深的，切不可用力或勉強去追求深長，要呼吸自然，不可呼盡吸足。呼氣時要注意鬆腰、鬆胯、鬆膝，身體也要隨著呼氣作緩慢的下降動作。但下降的位置和降速要根據自己的病情而定。如高血壓病的人，身體下降的位置可以低一些，速度要慢一點；而患低血壓的人，指標過低的患者，不可作下降動作，只稍鬆鬆腰胯和膝部就行了。

呼到一定程度後，就開始吸。吸時身體先不要伴隨上升動作，保持呼氣時的原位，切不要邊吸邊使身體上升，以免胸部發生不適感或憋氣現象，一定要吸完後再慢慢地上來。上來時為自然呼吸，自然呼吸就是不要用意識去指揮呼吸動作，任其自然，叫做「自然呼吸」，「自然呼吸」又叫做「歇息」。因上述氣呼吸的全過程為：呼——吸——歇。我們把它叫做：「一呼、一吸、一平」。上來時，也有個動作的速度問題，同樣要根據病情而定。一般高血壓指標偏高的病人，上來時應快些，血壓指標偏低的病人，上來時應慢一些。呼吸、式子都有導引氣血升降的作用。呼吸配合上升或下降的動作，都有調整血壓高低指標，調整神經系統功能失調的作用。

「一呼一吸」或「一吸一呼」為一次，又叫做「一息」。上述氣呼吸法，一般都是按照動作要領連續作三次，所以稱為：「中丹田三個氣呼吸法」。

三、中丹田三開合法

㈠**說明**：一般常說的「中丹田」，有的練功家認為是在肚臍內（即「神闕穴」的裡邊）一寸三分處；有的說是在臍輪之後，腎堂之前，臍下三寸；有的說在臍下一寸七分等等，說法不一。但根據人體內氣脈的實際生理通道而言，中丹田的確切位置應是：位於腹下部正中線，臍下二寸處。我們稱的中丹田，同我國古典醫書上講任脈上的「石門」穴是同義語。「石門」另名利機、精露、丹田，或命門，同位於臍下二寸。（見圖4）中醫治療針灸這個穴位，主治傷寒，小便不利，泄利不禁，小腹絞痛，陰囊入小腹，腹痛堅硬，卒疝繞臍，氣淋血淋，小便黃，吐血不食穀，穀不化，水腫，水氣行皮膚，小腹皮敦敦然，氣滿，婦人因產惡露不止，結成塊，崩中漏下。

一般的練功家也把「中丹田」誤認為就是「氣海」穴。其實「氣海」和「丹田」並不是同一穴位。「氣海穴」在「中丹田」上邊五分處，也就是說，此穴在臍下一寸半處。「氣海」是男子生氣之海。一名脖映，又名下盲，故名「氣海」。它主治傷寒，飲水過度，腹脹腫，氣喘心下痛，冷痛面赤、臟虛氣憊，真氣不足，一切內疾久不瘥，肌體羸瘦，四肢力弱，小腸膀胱腎淤，腹暴脹，按之不下，臍下冷氣痛，中惡脫陽欲死，陰症卵縮、四肢厥冷，大便不通小便赤，卒心痛，婦人臨經行房羸瘦，崩中，赤白帶下，月事不調，產後惡露不止，閃

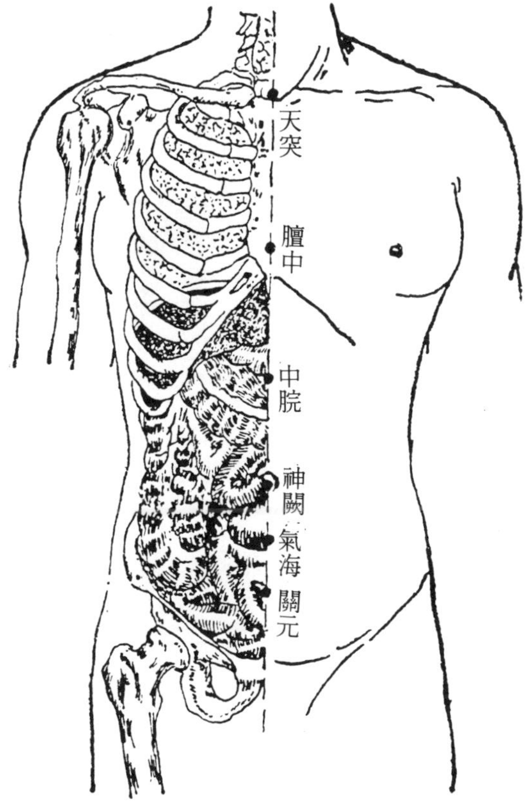

圖4

著腰痛，小儿遺尿等。我們練功時意守中丹田或「氣海」穴均可。

「中丹田」在人體位處「中央脾土」神經與任脈交會的要道上，地位相當重要，所以，我們練功時常常是意守此穴。意守此處，不但可以增強脾胃功能，而且還能使人體氣脈調和，化解百毒，生發周身元氣。經常練意守丹田功，也容易形成腹

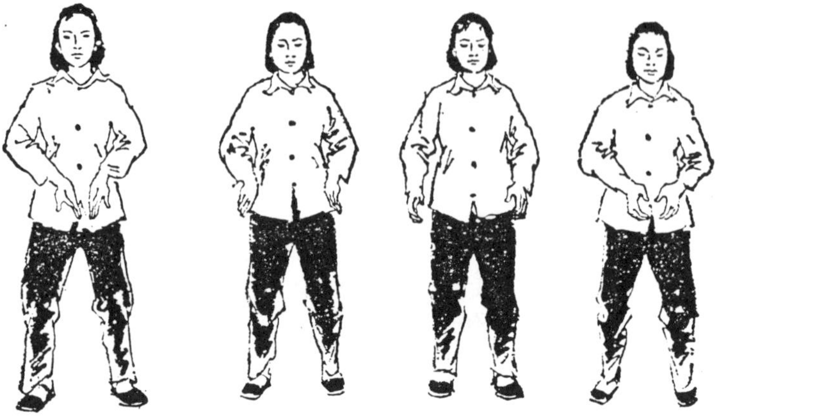

圖5　中丹田三開合圖

式呼吸，從而引起腹腔臟器機能活動的一系列良好變化，尤其對於消化功能的改善，更為明顯。

例如，我們所有癌症班學員，通過練功，都能首先獲得三好（吃得好、睡得好、精神好），這都是有生理基礎和科學道理的。所以在一般情況下，練功時都可意守此穴。在收功時，還要把元氣收於中丹田，這就是練功家所說的「氣息歸元」之法。（功力不到，不能先意收丹田，以免出偏差。）

中丹田三開合法，無論是練預備功、各種功法轉變動作，或是練功結束收功時（即收功法）均可加練此功。

㈡練法：中丹田三開合的具體練法是

①開法：做完「三個氣呼吸」的最後一個呼吸，把雙手從「抱丹田」式向體兩側慢慢地分開。開時兩手手背相對，掌心向外，手指併攏；開的寬度略比自己的身體寬些，這叫做一「開」。（見圖5

之1、2）

②合法：開後，將雙手同時慢慢地、緩緩地反手，使雙手掌心相對，向腹前中丹田處聚攏，聚到雙手將要接觸而尚未接觸到時，稱為一「合」。（圖5之3、4）

按照上述的開合法，反覆做三次，這叫做「中丹田三開合」。

㈢說明

「內勞宮」穴，位於手掌中央第三、四掌骨間隙之中點處，屬心包經；「外勞宮」穴與「內勞宮」穴相對應，在手掌的外側（掌背）。也有人查明還有「旁勞宮」位於手掌第二、三掌骨後緣凹陷中，中、食指曲向掌心，兩指頭夾縫處便是穴。「內勞宮」與「外勞宮」是人體的重要穴道，內與心臟溝通。張介賓曰：「心象尖圓，形如蓮莜，其中有竅，多寡不同，以導引天真之氣，下無透竅，上通乎舌，共有四系，以通四藏，心外有赤黃脂裹，是為心包絡，心下有膈膜，與脊脇周回相著，遮蔽濁氣，使不得上燻心肺，所謂膻中也。（見≪醫宗金鑒、卷八十二、心臟經文≫第八十五頁。）

預備功中之所以要求雙手內、外勞宮穴相對，主要通過練功，激發心肌功能，強心保腎（即水、火相濟之意）平熱散寒，通調周身之陰陽，除可醫治心臟病、高血壓、高燒、低燒、關節炎、扁桃腺炎外，還可防治各種癌症。

第二節　升降開合鬆靜功

升降開合鬆靜功，是一種適合於各種慢性病、疑難病和各種癌症病人進行鍛鍊的，具有很高療效的功目之一。這個功目不但可以單獨進行操練，而且還可以作為預備功和各種行功相配合進行鍛鍊。

人以其身形，包藏腑臟，受納神氣。體之竅橫者，有氣來往出入；竅豎者，陰陽升降之氣往復其中。呼吸停則神機化滅，升降息則氣絕命危。所以人生命活動的本源企賴以身中陰陽氣之升降，循環和往復。鍛鍊這個功目時，人體的上升與下降動作：輕鬆自然，心神安靜，能促進體內縱向氣血的交流；雙臂與手的外開與內合活動，舒張開闊、曲伸自如，則能夠促進體內橫向氣血的交流。

練功時，鬆與靜做得越深越好，「內氣」產生就越快越多。這個功目可以使人體臟腑內器和神經系統左來右往、上下升降的陰陽之氣更好地運行，療效明顯，實踐證明：升降開合鬆靜功，不僅對各種慢性病、多發病有很好的療效，尤其對心臟病、高血壓病、糖尿病更有奇效。它不但是治療各種慢性病非常好的強身保健功，而且還是調整陰陽，消腫化結、防治各種癌症的最佳預備功目。

一、升降開合式操練法

操練升降開合鬆靜功時，首先要根據所要正式行動的方向和路線，來選定自己作第一輪升降開合鬆靜功的方位。這個功法一般可以連續作四輪，也可單作一輪、二輪或三輪。作第一輪功時站立方向的選定，應與下一步所練行功的計劃方向相反。現以面朝西方站立的方位，講一講升降開合鬆靜功的具體做法。按一般的正規功法要求，操練此功時可按照：「上升開合→下降開合→還復原式」的動作順序進行。

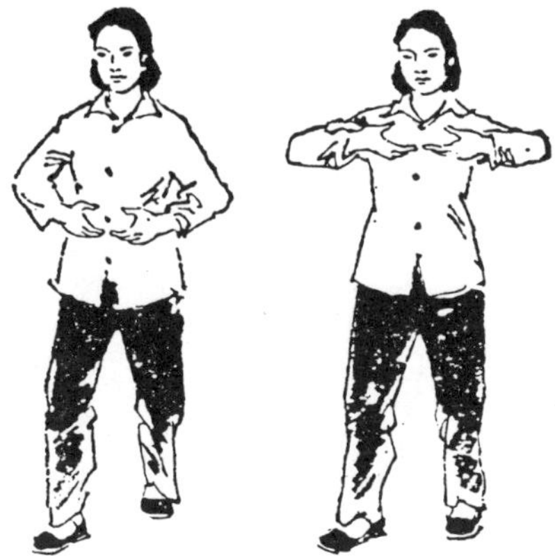
1　　2

圖6　上升開合式

㈠上升開合式

鬆靜站立預備功作好之後，即可開始作升降開合動作。以男性先出左腳為例。欲要向前邁出左腿左腳時，必須將身體的重心，慢慢地移向右腿右腳上，然後將左腿左腳輕輕提離原地，向左前方邁出一步，腳出之後，腳跟先自然著地，腳尖豎起，慢慢著地，同時略將身轉動面向左前方。

①上「升」式：接上式，兩手從體左右兩側，同時向中丹田慢慢合攏（如圖6之1）。掌心

要相對，當合至兩手的中指快要接觸而尚無接觸時，雙手這時可沿著腹、胸的正中線（即任脈）緩緩地、輕鬆地向上升起。上升時要鬆肩、沉肘、垂腕，以手帶動雙臂上升。上升時的手形和姿式，要根據病情採用有利於調整氣血的姿式。

如患有高血壓、高眼壓等病理指標偏高的人，掌心應由向裡逐漸轉為向下，十指指尖應大體似挨非挨的相互對應，而且上升的速度可以適當快些，避免把氣血不適當地導引上來；如果是低血壓、氣血衰弱的病理指標偏低的人，兩手的掌心可以翻轉向上，並徐徐上升。上升的速度宜慢一些，以便導引氣血恢復正常。

雙手上升時，前腳原地不動，身體的重心要逐漸轉移到前腳上。身體稍向前移動，前腳放平，後腳跟便自然提起，腳尖仍原處點地。但身體不要向前傾斜，不要聳肩，不要哈腰，雙手從中丹田升到膻中穴位時、（此穴位在兩乳之間的正中點）（圖6之2）變換手式，改成十指朝上，手心向裡。

當雙手上升至上丹田時，（即印堂穴，在兩眉之間正中點）兩手手心由裡轉為相對，準備做「開」的動作。這時，也可將掌心朝正前方轉，拇指尖相對，其餘指尖朝上，準備向外「開」（見圖6之3）。

②升「開」式：接上式，雙手在印堂穴處將掌心轉向外，兩手外勞宮穴（在手背中央與內勞宮穴相對應之點）相對，徐徐向外「開」去，開至與肩同寬或是略寬些也可。隨著手的

3　　4　　5

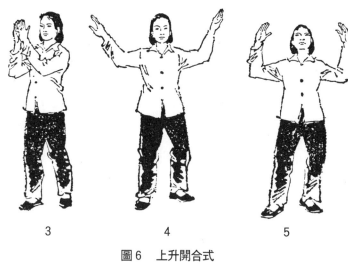

圖6　上升開合式

開式動作，身體重心由前腿逐漸移至後腿，上身微向後仰，前腳由實變虛，後跟懸起，腳尖點地（見圖6之4）。

③升「合」式：當做完「開」的動作後，接著緩緩地轉動手腕，使雙手掌心相對，指尖朝上，兩手慢慢地向印堂穴位處聚攏（圖6之5），邊合邊把身體重心隨勢移至前腿，前腳由虛變實，後腳由實變虛，腳尖點地，腳後跟自然提起，當雙手「合」至印堂穴位處，中指尖將相接為止（見圖6之6）。

㈡下降開合式

①下「降」式：接上式，當雙手在印堂穴位前相合，中指尖將相接（心臟病、高血壓和血液癌者可輕輕相接）時，雙手便可開始下降（如果是患有高血壓的病理指標偏高的人，應手心向下，雙手平按下降）。從印堂穴降至膻中穴（見圖

6之7）；再降至中丹田（見圖6之8）。隨著雙手下降的同時，要使身軀徐徐向下沉、漸成下蹲式，使前腿蹲平，後腿曲蹲，腳尖點地。應該注意的是，雙手和身軀的下降要緩慢而輕鬆，切忌太快。蹲時儘量

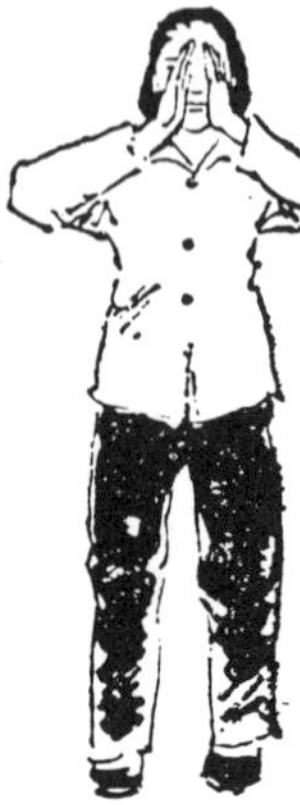

圖6　之6

使上身保持平穩腰鬆，一宜蹲到使前腿的大腿部與小腿部構成直角（即內角為九十度），使大腿部與膝蓋平齊為止，如懸空平坐蹬馬式。此時雙手已降至雙膝前與膝蓋平（見圖6之9）。

如果是病理指標偏低的病人，則有所不同。雙手從印堂穴下降時，應首先翻手，使虎口向上，掌心向裡，雙手小指一側相對，再使手掌沿著臉部雙側，像乾洗臉似地下降，當雙手降至臉下巴處時，一轉腕使拇指帶動掌轉向外，小指帶動掌同時向內轉，直轉至使掌心朝上。下降時雙手指尖不要筆直向下垂，而要略成弧形相對，再降至中丹田和膝蓋前。但是初學者，或是體質虛弱的病患者也不必勉強去蹲平。

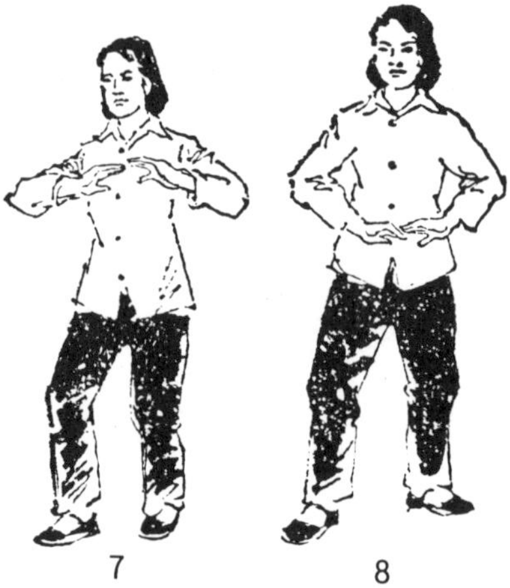

7　　8

圖6　下降開合式

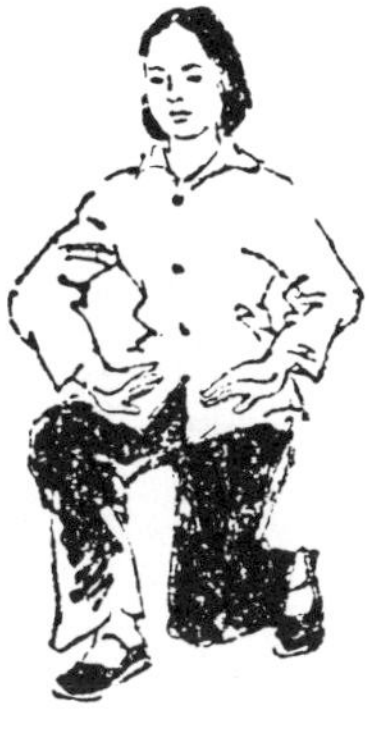

圖6　之9

下蹲姿式的高矮，要量力而行，能蹲什麼程度就蹲到什麼程度，練久了自然就可以蹲得平。但是有一點也必須注意，婦女經期不要做下蹲動作，可練不下蹲的升降開合。

總而言之，練升降開合時要以舒適和能夠調動「內氣」為治病原則。

②降「開」式：由下蹲式的雙手下按式，在膝部原處轉腕使拇指帶動手掌轉至掌心向外，再使手沿弧線向外「開」，開至與肩同寬時，略微一停頓、鬆肩、鬆肘，垂腕。

③降「合」式：當做完開的動作後，接著緩緩地轉動雙腕，使掌心轉至相對，手指指尖斜向外下方，然後慢慢地、輕鬆地由外向內「合」攏。當雙手合至膝蓋處時，蹺指垂腕，使掌心朝下。同時下蹲的姿式仍保持不變。雙手在膝蓋前做完一「開」一「合」的活動功式後，再開始作升降開合的還原動作。

㈢還復原式

接上式，雙手在膝蓋前做完一個開合後，用意垂腕，兩手趁勢提升。同時用腰帶動兩腿徐徐地站起來。而且提升和站立的速度要慢一些，身體重心要隨勢漸漸移至後腿後腳，後腳平放；前腿和腳由實變虛，腳尖點地，腳跟提起。（圖6之10）雙手隨著身體的上升提到膻中穴位前時，翻手使掌心向下，兩手中指相接。在翻掌的同時，將前腿收回原出腳地點，身體重心落於兩腿之間，兩手再慢慢地降至中丹田前，雙臂與手自然向體兩側分開，回至原處，恢復到自然的鬆靜站立。

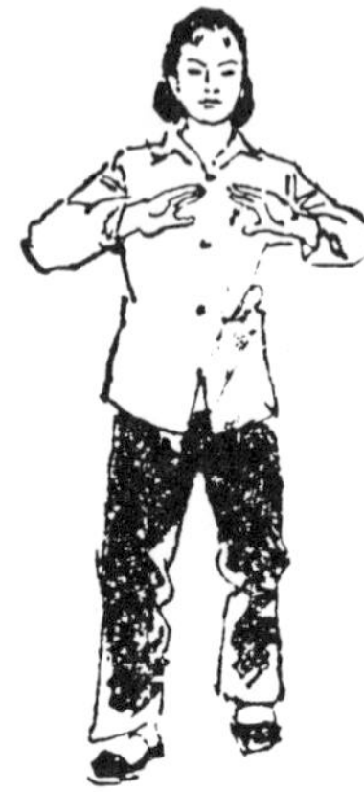
圖 6 之10

此功從上升開合式，下降開合式到恢復原式的全部動作過程作完以後，稱為一輪，也可以原地連作三輪，一般地說來，應按照：「西↓南↓北↓東」的方向次序，依次共作四輪。在前三輪，每輪做畢要轉換一個方向。在轉換方向的過程中，一定要鬆腰、鬆胯，以利於氣血交流，調整陰陽。

二、方向轉換的具體方法

㈠轉換方向的選定法

根據練功場地的環境和條件，選定的第一個作升降開合的方向，應該與計劃下一步要練行功的路線的方向相反。如果打算行功開始的方向往東走，那麼就應該面朝西方站立去作第一輪升降開合的動作。第一輪作完後，要向左轉九十度，面朝南方；第二輪作完後，要轉一百八十度，面向北方；第三輪做完後，要向右轉九十度，面向東方。此時便可開始作各種行功。

㈡第一輪結束後的向左轉法

以面朝西站立，以左腳在前為例：作完第一輪升降開合後，先將身體重心移至後腿後腳（右），蹺起左腳尖，以腳後跟為軸，向左轉為九十度；然後將身體重心移到前腳（左），再將後腿後腳（右）提起，移至左腳跟後相距約一腳寬處，成為斜丁步。此時身體已向左轉了九十度，面向南方，開始作第二輪。

㈢第二輪結束後的向後轉法

向後轉的方法，仍可參照㈡的轉向方法，先向左轉九十度（面向東方），再向左轉九十度，面朝北方，開始做第三輪。

㈣第三輪結束後的向右轉法

先將身體重心移至左腳上，右腿放鬆，以右腳尖為軸，腳跟提起向內轉，使腳尖指向右。右腳與左腳成九十度角。接著身體重心移至右腳，提起左腳，向前方邁一步，左腳仍在右腳之前，而身體已轉了九十度，接著便可開始作第四輪。

㈤第四輪結束後開始作行功

作完四輪升降開合後，身體重心慢慢移到左腿左腳上，後邊的右腳輕輕提起跟上一步，兩腳跟站在同一條直線上，與肩同寬，按鬆靜站立的功式要求站好，接著再作行功。

三、收功法

如果單練升降開合鬆靜功，作完第四輪之後，便可開始收功。收功的方法，也同樣要作中丹田三個氣呼吸和中丹田三開合。收功完畢後，要鬆靜站立片刻，使身體內部氣血更好地運化，待有極為輕快、舒適的感覺之後，再把眼皮慢慢睜開，方可自由活動。

第三節　簡式收功式的練法

收功式是為導引正功操練時，所產生的強大的生物電流，納入到經脈正常的運行軌道。一般的都是運氣歸到中丹田。丹田氣足，氣貫周身，不論操作哪一節防癌治癌的主要功，不管練功者「內氣」運行的程度如何，均要採用簡式收功法。

簡式收功操練法收功歌訣

回心轉意氣歸源，　　長呼長吸膻中點；
丹田開合數三次，　　雙手下垂功練完。

㈠轉意念法

準備收功時，不論意守何處，都要先把練正功自己所意守的任何事物都放掉，把要收功的意念活動轉移到中丹田，把氣緩緩地向中丹田集攏，這就是練功家所說的「氣息歸元法」。

㈡收功法

簡式收功法：放掉操練正功時的「意守」思維活動之後，將要收功的意念轉移到中丹田處。在這轉意念歸來的同時，兩手輕緩地由體側（或接正功末式）向中丹田前移動，雙手手指末梢相距約兩公分，成相對狀態，掌心向裡，再沿上體前面的中線（任脈）向上提至膻中穴位處，兩手的中指尖輕輕地點在膻中穴位處。在這點穴的基礎上，連做三個長呼長吸。再將兩手緩慢地自然下垂到中丹田處，做一個中丹田開合動作，雙手撫在中丹田，再做三個長呼長吸。稍穩定一下氣息，將手自然下垂，落於體側，自然垂立。然後慢慢地將眼睛睜開。收功法即操練完畢。

說明：膻中穴一名遠見，位於玉堂下一寸六分，橫量兩乳間隙中，它是足太陰、少陰、手太陽、少陽、任脈之會。

《難經》曰：「氣會膻中。」疏曰：「氣病治此。」一般說來，這個穴位主治：上氣短氣、咳逆、噎氣、嗝氣、喉鳴喘咳，不下食，胸中如塞，心胸痛，咳嗽、肺痛唾膿、嘔吐涎沫，婦人乳汁少。是治療肺癌、腎癌、乳腺癌等病患者的重要穴位。

在操練預備功和結束功（收功）時應該注意的是，要由始至終地保持肢體的鬆緩，動作的圓活，恬淡虛無，心安神靜。只有這樣，才能充分發揮各項功目所應起的作用，和使練功收到理想的醫療效果。

第五章

防癌治癌的主要功

本章重點介紹新氣功療法防癌治癌的主要功目——風呼吸法步行功（簡稱：行功）。它的功目內容大體包括：中度風呼吸法自然行功；中度風呼吸法定步行功；一套配合中度風呼吸法的一步行功、二步行功和三步行功；還有一整套配合風呼吸法的快步行功。

行功是氣功防癌治癌和醫治各種常見疑難病症功目中最基本、最有效、最重要的功目。用中度風呼吸法練功時，怎樣處理意念（即意守法）活動是所練功目能否發揮最大醫療作用的關鍵。尤其大腦皮層的活動處理得是否得當，直接影響著中樞神經和周身內氣的運行。中樞神經是調節內氣運行最明顯、最敏感的動力。意念活動如果處理得當，內氣產生就多，運行的功力就大而有節律；處理不得當，就會失去練功治療的效果。所以意念活動處理得當否是練功成敗的關鍵。

初學練功者，首先應該注意下列幾點：對於初學者所要求的功法、內容、姿勢、動作都需要思考和記憶，尤其是還要配合呼吸導引法。所以練功時不再增加其它意念活動，以減輕大腦皮層和神經系統的緊張程度。

經過一段時間的練習，對功法的內容、姿勢、動作和調息導引法基本掌握，但還不夠熟練，尚需做一些思考記憶者，在練功時就要配合一個內容固定而又簡單的「意念活動」功法，以幫助思維集中，使產生的「內氣」更有節律地在體內運行。

對已基本上掌握了所練功目的功法、內容、姿勢和調息導引法者，在練功時就得針對病情的需要，選擇「對症下藥」的意念導引內容，以便加強中樞神經的反射功能，這時就要最大限度地發揮運氣治療疾病的強大威力。

對於中級班學員，可以按照自己練功的實際水準，採取「選題」功法，或意守自身某些穴位的方法。如「意守丹田法」、「意守命門法」、「意守湧泉穴法」，或者採用「意守詩意法」和「意守某些景物法」等等，但初學者切勿採用。

無論練那一種功法，都要按照意念活動功法的「若有若無」、「似守非守」、「一聚一散」的十二字功法，掌握「圓、軟、遠」三字訣，嚴格執行「不盯、不抓、不追」的意守三不原則。

下面，具體講一下氣功防癌治癌主要功目的操練方法。

第一節　中度風呼吸法自然行功

中度風呼吸法自然行功，是運用調息導引法來調整陰陽，調動內氣運行，疏通經絡脈道，達到防治疾病的目的。練功時，從外形看好似閑庭信步，但產生的內氣卻是很強大的。這種功法，可以在到練功場地的路途上進行。每日清晨按此功法練功，持之以恒，便可收到除炎症、去低燒、防癌、防病和防治感冒等效果。即或是患有高血壓、心臟病的人也可採用此功法練功。但開始應進行自然呼吸法，不得採用風呼吸法進行鍛鍊；否則不但無益，反而有害。這一點必須注意，不要違反。待病好轉，血壓下降，健康恢復後，方可採用輕度風呼吸法進行鍛鍊。

中度風呼吸法自然行功的具體練法：

一、預備功法

㈠**鬆靜站立**（參見圖1）。鬆靜站立是新氣功療法各種行功活動式子，經常要用的一個基礎式子，要求從思想上和肢體上都要做到心安神靜，怡神靜氣，鬆靜自然。要嚴格按照練功的具體要領和功法作，不可草率行事。

㈡**做中丹田三個氣呼吸：**預備功三個氣呼吸是調息導引的重要功法，主要是通過三個氣呼吸，給呼吸中樞神經創造「內氣」反射條件，促使大腦逐漸進入在練功狀態下有輕鬆控制的安靜狀態，使大腦有所失調的機能得到合理的調整，充分的恢復大腦作為人體最高司令部的指揮、控制、調節神經的生理機能。所以預備功、收功以及各行功換式時的中丹田三個氣呼吸，都應認真地做好，不要嫌麻煩（參見圖3）。

㈢**再作中丹田三開合：**接上式，最後一個氣呼吸畢，雙手由手抱中丹田式向體兩側慢慢地分開，作三個「中丹田開合式」（參見圖5）。

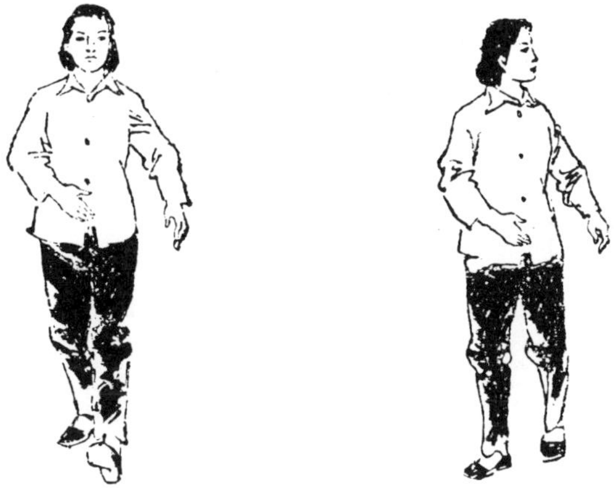

1　　2

圖 7　自然行功邁步走法

二、正功練法

㈠**邁步走法**：做完預備功之後，慢慢地將眼睛睜開，眼皮放鬆，向前平視，像散步似地向前行走。行功的邁步方法，一般地說出腳的順序依照男左女右的原則（即男性先邁左腿，女性先邁右腿），再根據不同的病症決定出腳的次序。如高血壓、心臟病患者，可以不分男女，一律先左後右，肝病患者與前者相反，可以先出右腳，後出左腳。

癌症根據病情所在一側，決定出腳次序。還要注意邁步的方法：左腿邁出時，要讓左腳跟先輕輕著地，腳前掌部自然豎起（見圖7），隨著身體重心的向左腳移動，左腳自然放平，再開始邁右腳，右腳向前邁出落地時，也是腳跟先輕輕著地，腳掌自然豎起，身體的重心隨著向右腳轉移，右腳也就逐漸放平。接著再如前法邁出左腳。如此兩腳輪流地一步一步地向前走。

步法要有節奏，不要形成「八」字腳，要注意鬆腰、鬆胯，眼向前方平視（睜眼或閉眼，可自行酌定）。要做到所要求的「視而不見」、「聽而不聞」，以排除外界干擾，做到心安神靜。同時，要舌舐上腭，即將舌輕舐上腭與牙齦交界處，溝通任、督二脈。戴假牙者，可將其摘除。頭要隨著身體的動作轉動，轉頭時要注意放鬆天柱穴處和脖子後面的兩條大筋，肩部也要放鬆。

㈡**手臂擺法**：邁步時，臂與手的擺動，要自然，與邁步配合好。當左腿邁出左腳跟輕輕著地時，右手要隨著擺至中丹田前，左手與臂自然向後擺（如圖7之1）。當左腳放平時，左臂與手，隨著左腳的向前邁進，由左後側順勢擺至中丹田前，右臂與手自然地隨之擺到右胯邊。如此左右兩腳輪流地向前邁進，左右兩手也隨著步子自然地擺動。應當注意的是：如當右腳跟著地時，左臂與左手再開始向左後方擺動；右手向中丹田處擺動，當右腳放平時，右手正對中丹田（圖7之2）。手與丹田的位置相距約一拳左右為宜。左手正放在左胯邊。手擺動與邁步要自然而有節律，不用力，不拿憋勁，輕鬆愉快，所以此功叫做自然行功。動作時，肩、肘、腕、全身諸關節都要放鬆，腋下要空虛，臂要保持弧形運動，不要繃直。否則，會影響氣血的正常運行。

㈢**調息功法**：自然行功用的調息方法是屬風呼吸法。風呼吸法與氣呼吸法不同，是用鼻吸鼻呼，先吸後呼。吸氣時略帶「風」聲（即氣息聲），聲音大小以自己剛能聽見為度，不要太大。吸比呼聲短促而略重，呼氣聲緩而略輕。自然行功的風呼吸法是兩吸一呼為一息，即吸、吸——呼。而且呼吸要與步子互相配合。當邁出的左腳腳跟著地時，馬上做兩個吸、吸的動作，吸吸時頭向正前方；當接著邁出的右腳腳跟著地時，便做一個呼的動作，呼時頭略側。如此吸、吸——呼；吸、吸——呼；一步一步地向前行進。此是先邁左腿左腳的呼吸配合法。如遇先邁右腿右腳時，也是右腳跟著地時做兩個吸、吸的動作，然後當又邁出的左腳腳跟著地時，再做一個呼的動作。兩個短「吸」的時間與一個長「呼」的時間，基本相等，不可偏長偏短，呼吸節律要自然，氣順神安。按照上述的吸、吸——呼，吸、吸——呼的節律行進的步行呼吸功法，稱之為自然行功的呼吸配合法。

三、收功法

欲要收功時，使身體由練功時的動作末式，恢復到行功開始時的鬆靜站立姿勢。站立一會兒，再做中丹田三開合和三個氣呼吸等簡式收功，做法與預備功中丹田三開合法和三呼吸法相同，然後以鬆靜站立姿勢，做咽津功。在行走作功時口水可能會增多，產生的津液不要吐掉（但痰污不能下咽），要分三口，徐徐下咽，過喉頭關、胃脘、直到中丹田。咽津功畢，就可將眼睛慢慢地睜開，即收功完畢。

四、練養方法

中度風呼吸法自然行功的每個動作都是根據人體的生理、病理、醫理等科學道理而設計的。所以，行走時一定要注意邁步的方法，腳跟著地，腳掌部一定要自然豎起，虛實要分清楚，不要隨便改變姿勢，一些細小動作也不可忽視。

按照行功的方法，行走十五分鐘後，做三個氣呼吸，再做一個中丹田三開合為一輪。做完一輪後，改成自然散步，五至十分鐘後，再依前法做第二輪，共作三輪即可收功。如果體質太弱，做完第一輪後感到太累，不能繼續行走時，可以在做完中丹田三開合後收功。坐下休息。休息五至十分鐘後，接著做第二輪。第二輪做完後，再如前法休息。接著再做第三輪。最後按功法作好收功，即可結束。

第二節　中度風呼吸法定步行功

中度風呼吸法定步行功，也可叫做：定步風呼吸法。它主要是利用呼吸導引法和勢子導引法的有機配合，吸進大量氧氣，供給體內各器官的需要，從而增加臟腑器官的「營養」，提高免疫力，促進人體新陳代謝、「吐故納新」的過程有規律地進行。古代練功家認為：

「食生吐死，可以長存。」謂鼻吸之氣為生，口吐之氣謂死。導引行氣，以攻所患，打通閉脈，卻除百病，這就是我們練功的主要目的。從這個目的出發，我們可以看出定步行功的主要特點是：

地點固定　練功者可以選擇自己最理想的地點練功，如大樹旁，小河邊，花草地，庭院裡，室內或陽台上，只要有「臥牛之地」，便可進行氣功鍛鍊。這對於練功場地小，活動範圍狹窄的練功者來說，是可供選練的最佳功目之一。固定地點，減少流動性，也能使學員利於排除外界干擾，更好地進行氣功鍛鍊。

動作固定　定步行功的具體動作，都是比較固定的，也比較簡單，難度不大，而且易學易練。對那些固定的動作，可以循環往復，舉一反三地連續鍛鍊，收益更快，而且容易收到「事半功倍」的效果。

呼吸與動作的配合固定　定步風呼吸法與氣呼吸法不同，是用鼻吸鼻呼，而不像氣呼吸法用鼻吸口呼。呼吸時，吸與呼都比較短促，而且呼吸與具體動作密切配合，一步一吸與一步一呼配合或一步兩吸與一步一呼配合。這種定步呼吸法與肢體動作相配合的特點，帶有鮮明的節奏性和一定的規律性，它就可以打破人體通常所存在的反常（病態）狀態。中度風呼吸法所用的鼻吸鼻呼法。呼吸時，鼻腔略帶有氣息的出入聲，但其聲音以自己剛剛聽見為適度（即中度）。

本功是氣功新療法防治疾病的基礎功。而定步行功配合風呼吸法，不是單一的為了鍛鍊呼吸，而主要是為了培養人體的「真氣」，為預防和治療疾病創造更有利的條件（因為不論是防病或是治病，都需要操練此功），此功只能在清晨空氣新鮮的地方進行，其他時間（如午後、晚間）不宜練此功。具體做法如下：

一、預備功法

與中度風呼吸法自然行功同。

二、正功練法

㈠一般的定步行功

⑴左側定步式：接著預備功中丹田三開合的末式，將雙手恢復到體兩側，自然鬆垂。然後，將身體的重心移至右腿右腳，微屈右腿，並以右腳為軸，轉體面向左前方，同時將左腿放鬆並輕輕提起，向前邁出一步，使提起的腳自然落於地面，左腳跟先著地，腳尖自然蹺起。注意不要形成「八」字腳，左右兩腳與腿要成為斜丁步（見圖8）。

隨著身體重心向左腳轉移，待身體的重心落於左腳時，左腳也隨之而放平，右手鬆緩地提至中丹田前，但手不要貼著身子，手與丹田的距離三寸左右為宜。同時，左手輕鬆地擺動

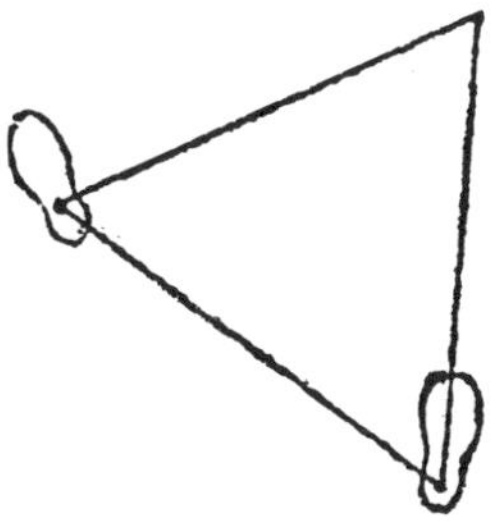

圖8　斜丁步

到左胯之外下方。雙手擺動時，腰、頭、頸、身軀都要隨之向左側轉，體略前傾，自然收小腹，周身放鬆，肩、肘、腕都要相應的自然放鬆，不要發僵發直（見圖9之1）。

在這個姿勢的基礎上，當左腳跟著地時連做兩個吸，吸。緊接著，身體重心前移，落於左腳上，左腳放平，右腳隨著身體重心的移動，腳後跟自然的提離地面，腳尖點地。在這個姿勢的基礎上，作一個短呼氣。左右兩腳按上述的要求作好，不要隨便移動腳步的定點位置，就像原地不停地步行一樣，身體前後運動，循環往復，不離原地，保持斜丁步的行功姿勢不變，故名：定步行功。

呼吸法：在肢體活動的同時，配合做兩吸一呼（吸，吸——呼）的呼吸動作。當臉面轉至正朝向左腳蹺起的腳尖時，便使鼻做兩個短促的吸、吸動作。當左腳隨著身體重心的前移而放平時，兩吸已經做完，左臂與手隨著擺動至中丹田前，右臂與手擺至右胯外下方，當右腳跟自然拔離地面的同時，將身與臉面也轉向右後方，

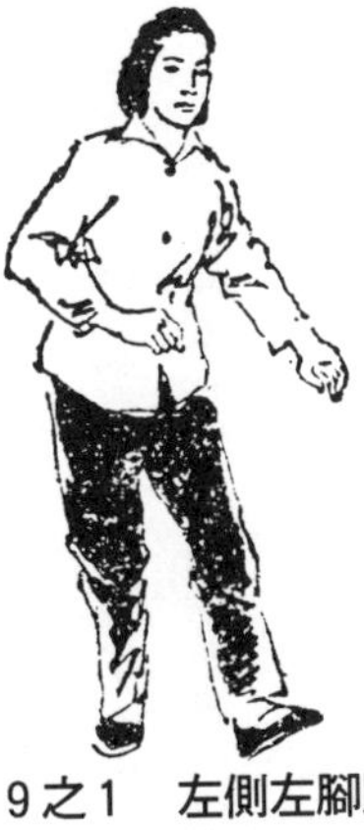

圖9之1　左側左腳跟著地定步姿勢圖

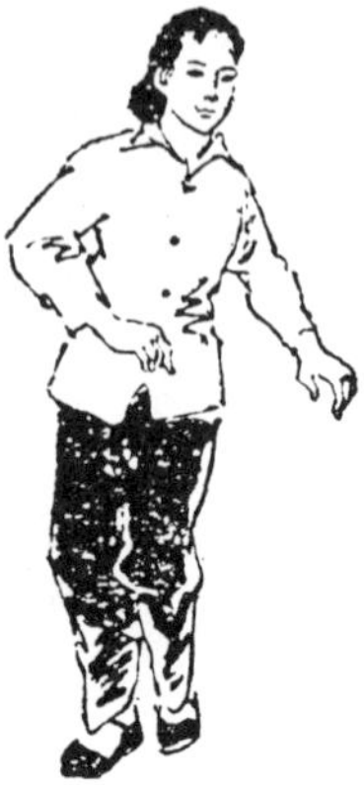

圖9之2　左側左腳尖點地定步姿勢圖

這時做一個「呼」的動作（如圖9之2所示）。然後，再按著前述動作要領，左腳尖又蹺起時開始做第二次吸、吸動作，身體重心前移。當左腳恢復平著地面，右腳後跟又拔起時（腳尖點地），又開始做第二個「呼」的動作。這樣隨著身體重心的前後移動，身體的左右旋轉，呼吸與肢體運動相互配合，反覆的做吸——吸——呼的動作，如此反覆，共作九次，為一輪。

做完九次兩吸一呼的動作後，慢慢地收回左腳，身體恢復到原來鬆靜站立時的姿勢，再做一個丹田三開合和一個中丹田三呼吸，舌尖離開上腭放回原處，意念離開中丹田，將眼睛慢慢睜開，左側定步風呼吸法定步行功，即告做完。可慢慢地走動一會，散一散步，然後再作右側定步行功，也可左右兩側輪流作完後再休息。

(2)右側定步式：基本上與左側定步式功法相同，只是預備功作完定步時，先出右腿右腳而已。右腳向前邁出一步，也是腳跟自然的先著地，腳尖蹺起，再如前法配合做兩個吸，吸。

當身體重心前移時，左腳後跟自然地拔離地面，腳尖點地。其他動作均如前述方法，動作與呼吸要緊密配合。九次呼吸調息功配合動作做完後，收回右腳，恢復到鬆靜站立的姿勢。再做一個中丹田三開合和中丹田三個氣呼吸。收功即告完畢。

以上是中度風呼吸法定步行功的一般做法，但根據患者病情的不同，又可採用不同的行功速度進行操練。下面再介紹一下行功「快動式」與「慢動式」定步行功的具體練法。

㈡快動式行功

風呼吸法定步快動式行功，顧名思義，是一種呼吸與動作較快的定步行功，它的功式與動作要領，均與中度風呼吸法定步行功的功式與要領相同，只是在練這個功時，動作要靈活，行功速度要略微快一點，這種練法適合氣管炎、神經衰弱症、血壓低、血沉快、血小板減少，以及各種癌之類的患者進行操練，但兼有心臟病、高血壓指標偏高，病情較為嚴重的患者，不能操練此種行功。

㈢慢動式行功

練這個行功時，動作要求作得慢一些，同時呼吸的速度也要慢一些。例如：左腳在前，當左腳跟著地，腳尖蹺起時，配合呼吸時要連做兩個吸、吸，隨著身體重心的前移，左腳自然放平，右腳尖點地，腳後跟隨之提起，當轉體面向右後側提起右腳跟時，做一個輕微的「呼」氣。這種「蹺腳吸，點地呼」的呼吸與動作的配合法與一般的風呼吸操練法大致相同，只要求一切動作要緩慢、柔和、自然。這種慢動式定步行功，適合於高血壓、心臟病、肝炎，病情較為嚴重的癌症患者，由於體力太弱，行功困難，也可操練此功，以養「真氣」，為練其他快式行功，創造有利條件。

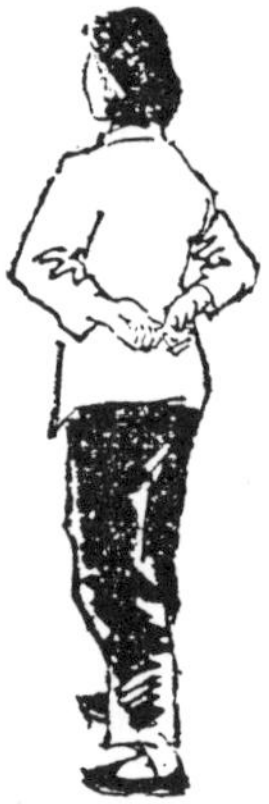

圖9之3
手貼腎俞位置圖

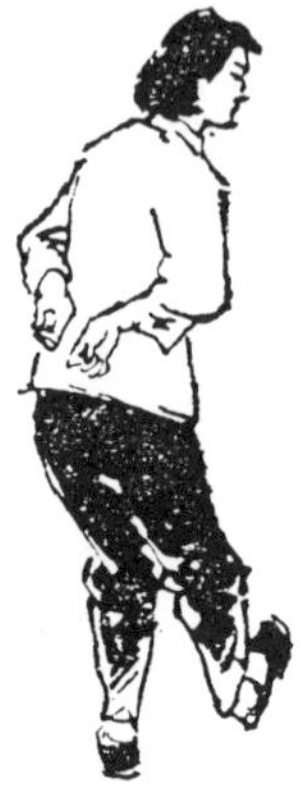

圖9之4
慢式腎俞式定步行動

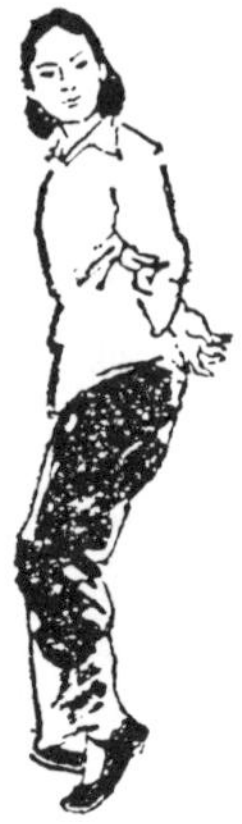

圖9之5

㈣腎俞式定步行功

腎俞式定步行功的做法，是以兩手的「外勞宮」穴，分別貼在後腰部的兩個腎俞穴位上，（見圖9之3）。此種功由於練時的動作可快可慢，又可分為快式、慢式兩種練法。

⑴快式：除手置放的位置有所不同之外，與一般風呼吸法定步行功的快動式的做法基本上相同。

⑵慢式：做法與快動式的做法略有不同，以先出右腳為例：當右腳在前，右腳跟著地，腳尖蹺起時，身軀腰胯要放鬆，身體正面稍向右前側傾斜一點，配合呼吸的方法是：趁右腳跟著地。腳尖蹺起之時，連做兩個「吸」、「吸」的動作（如圖9之4所示）。身體的重心慢慢地向右腿右腳移動，重心落於右腳時，右腳放平後，左腳尖點地，腳後跟拔起時，就在轉體面向左後方時，做一個「呼」的動作（如圖9之5所示）。在操練此式時，吸——

吸要慢些，「呼」要更慢些。呼吸完畢，身體向前面轉動恢復原狀時，用自然呼吸法，千萬不要憋氣。這個調息方法的呼吸動作過程是：「吸」、「吸」──「呼」──「平」。「平」就是恢復自然狀態下的呼吸狀態，也可叫做「歇息」。按照上述的調息過程進行連續的呼吸，反覆操練，呼吸九次為一輪。做完一輪後，中間歇息一下，然後再作。最後欲收功時再作一個中丹田三開合和三個中丹田氣呼吸，恢復鬆靜站立狀態，收功畢。

腎俞慢動式定步行功的動作與呼吸的配合方法，均與快式相同，只是運動速度可以酌情減慢，以適合於各種性情與病情不同的人進行鍛鍊。

【附圖說明】

為了準確的弄清楚「腎俞」穴的確切位置，我們從圖10可以看出。關於這個穴的生理特點和功能，介紹如下：

【位置】在第二腰椎橫突下，背正中線旁開一點五寸。

【解剖】肌肉：淺層為腰背筋膜，深層在最長肌和髂肋肌之間。神經：第一腰神經後支外側皮支，深層有第一腰神經後支外側支。

【經別】屬足太陽膀胱經。腎的背俞穴。

關於腎俞的取法：《針灸大成》指出：「在平處立，以杖高約量至臍，又以此杖，當背脊骨上量之，知是與臍平處也。然後左右各寸半，取其穴，則腎俞也。」（見《針灸大成》

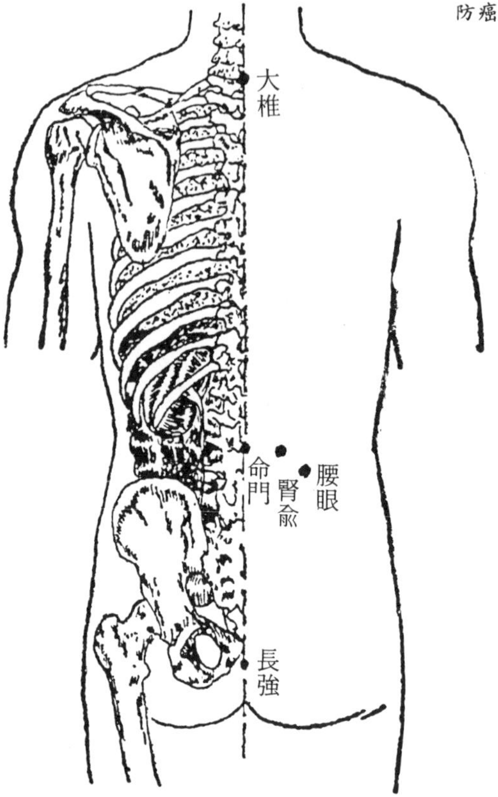

圖10　腎俞穴位置圖

第三六五頁　一九六三年人民衛生出版社出版）。

《難經》曰：「腎有兩枚，重一斤二兩，主藏精與志。」漢代名醫華陀在他的名著《中藏經》中指出：「腎者精神之舍，性命之根。」腎附於脊之十四椎下，開竅於二陰，經常少血多氣。病則氣血虛衰，邪氣大盛。大腹小腹，脊背疼痛，大便結燥，臍下氣逆上衝，口渴吐血，兩足寒冷，目胞脫陷淚出，頭頸疼痛，尿難出，溲血濃，膀胱癌，腎臟癌，子宮癌，睪丸癌等，皆膀胱、腎經之病兆。練功時，兩手之外勞宮穴貼於腎俞穴上，體之靜電與手之靜電，立刻放電，產生一個強有力的電磁場，放射於周身。練功者有明顯的「內氣」傳導感。中醫叫做「水火即濟」，電學上叫「陰陽導通」。氣順則生，氣逆則亡；死脈復活，起死回生，有氣到病除之功效。

第三節　中度風呼吸法一步行功

中度風呼吸法一步行功主要有以下特點：

一是每向前邁進一步，就要緊密地配合著步伐作一次兩吸一呼。由於一步兩吸一呼，所以呼吸強度在本套功目中是屬於功力比較強的一種調息功。

二是通過一步兩吸一呼的呼吸導引與勢子導引的密切配合和相互作用，能調動人體奇經八脈的「正氣」，加速運行，加強人體對「邪氣」，即致病因素作鬥爭的進攻能力與防衛能力，所以它能極大地提高人體的免疫功能。

三是由於它不論是邁左腳或是邁右腳時，每向前邁進一步都要配合一個吸，吸——呼。所以它能夠以猛、強、快的速度恢復人體的陰陽失調狀態，除了對氣管炎、肺氣腫、感冒等病有顯著療效之外，還是防治肺癌和阻止其他各種癌細胞轉移、擴散的重要功法。

四是它屬於「攻」強於「守」的步行功之一，適合於體質較強的患者操練，對於體質較差的老、弱、病、殘，就要通過對中度風呼吸法兩步行功的一般鍛鍊，使體質提高以後，再改用此功防癌治病為宜。

中度風呼吸法一步行功的具體練法：

一、預備功法：（同前述的行功預備功）。

二、正功練法

㈠跟吸掌呼一步行功 掌做完了預備功和中丹田三開合式以後，身體的重心慢慢地移至右腿右腳上，微屈腿膝，以右腳為軸轉體向左，趁勢將左腳提起，向左前方邁出一步，左腳跟一著地（腳尖自然蹺起）即作兩個短促的吸、吸（詳見圖11之1）。同時右臂與右手從體右側的胯外方擺至中丹田前，左手隨之後撤至左胯外下方，軀體連同頭、頸隨著左手後撤的動作略向左轉，面向左前方，身體略前傾，重心落於左腳上，左腳平放的同時，腳掌一著地即馬上作一個「呼」氣。腳跟著地時連

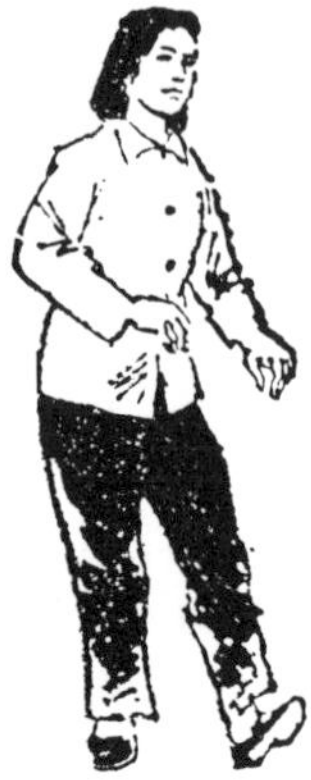

圖11之1　一步功左腳跟著地吸氣

做兩個短促的「吸，吸」，待腳掌一著地便做一個「呼」氣，在同一隻腳上，連續完成一個「吸，吸——呼」的調息全過程。作完一個「吸、吸——呼」後，再將右腳向前邁步時，也如左腳動作時的呼吸配合方法一樣，腳後跟一著地便做兩個短促的「吸」氣，腳前掌一放平，便做一個「呼」氣。如果先邁右腳，起步行走的方法與要領，也基本同先邁左腳行走時的方法一樣，唯一不同的是出腳的先後次序不同，方向相反而已。先出右腳的邁步行走運動姿勢圖（見圖11之2），這種每前進一步都要配合一個風呼吸的功法，我們叫做：「跟吸掌呼一步功」。

行走時，擺手的動作要與前進的步伐協調一致，全身放鬆，靈活圓轉，不低頭，不哈腰，不凸臀、不探頭，雙目微閉平視，擺手邁步，向前行進，走約二十分鐘左右，便可酌情停步收功，這叫做一輪。自由休息幾分鐘後，再做第二輪，也如前述方法行走二十分鐘左右。

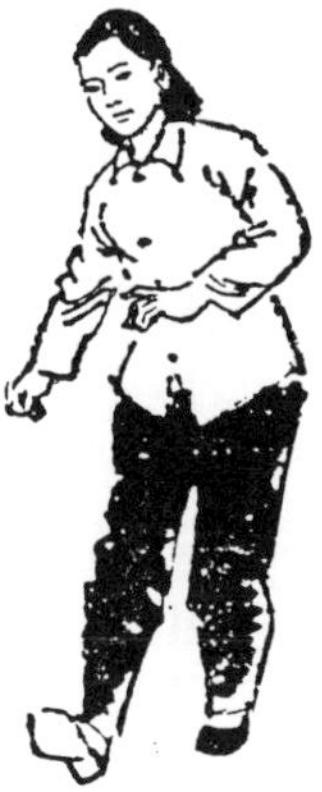

圖11之2　一步功右腳跟著地吸氣

每天早晨至少作兩輪，也可根據自己體力情況，由自己酌情掌握練功時間和火候。

㈡跟吸掌呼點步行功　其動作的要領，基本上與中度風呼吸法一步行功相同，所不同的是：要求操練點步行功時，如果先向前邁出左腿左腳時，當左腳跟一點地，立即做兩個短促的「吸」氣，腳掌平放著地時，右腳點於左腳心約二寸外，接著做一個「呼」氣。這時，欲須前進時，將右腿右腳收回至左腳的內側腳髁部處，使右腳尖點地，稍作停頓之意，叫做「平」氣。這時採用「歇息」的自然呼吸方法調整呼吸。這就是步行調息的一個全過程：「吸，吸——呼——平。」歇息完畢，提起腳尖向前邁出一步，也是腳跟著地時連做兩個短促的吸吸，全掌著地時，接著做一個「呼」氣。身體重心慢慢移到右腿右腳上，這時欲須邁左腳前進時，便將左腳隨之收回至右內側的內髁部處，也是腳尖點地。

如此行走，每前進一步，就要作一個點步的動作姿勢。這種行功方法，有助於使體內產生的「內氣」和電「脈沖」，錯綜交流。所以操練此種功目時，動作雖無驚人之處，而功力確是迅猛異常。它是行功調整人體陰陽的最佳功目之一。

第四節　中度風呼吸法二步行功

中度風呼吸法二步行功，有一個重要特點。這種要求每向前邁進二步，配合做一次「兩吸一呼」的調息導引法，比每向前邁進一步就配合做一個「兩吸一呼」的調息導引來說，呼吸次數減少一半，呼吸強度也有所減弱，調息強度比一步行功的調息強度緩和一些，但它的吸氣吸氧量是足夠用的。練功過程中，「歇息」（平）可以使吸入體內的新鮮空氣與氧氣等稀有空氣元素，「氣化」得更好，但奇經八脈（即：任、督、沖、帶、陽蹺、陰蹺、陽維、陰維）所產生內氣的量與一步行功大致相等。陰陽相維，諸經乃調。所以這個功目有「攻守均衡」之特點，適合體質較差的患者進行鍛鍊。

其具體練法：

一、預備功法（同前述行功預備功）

二、正功練法

㈠左腳起步行走法　接著預備功的中丹田開合式的末式，趁勢將右手從體右側提至中丹田，左手向左側擺至左胯旁，同時軀體、頭、頸略向左側轉動，身體重心落於右腿右腳上，微屈腿膝站穩，再將左腿左腳輕緩地抬起，向左前方邁出一步；腳跟著地，腳尖翹起，這時做一個短促的「一吸」，接著，身體的重心隨著落於右腿右腳上，待腳放平站穩後，便將左腿左腳提至右腳的內髁處，左腳尖點地做一個「呼」氣。手與臂的擺動方法均與步子的行走動作密切配合。這種每前進二步，再來做

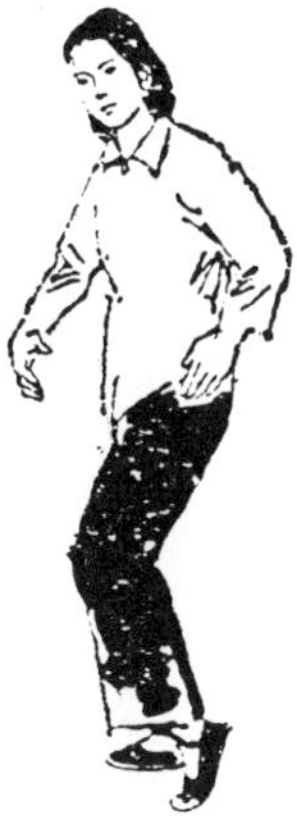

圖12　二步功左腳尖點地呼氣

一個點步，配合作完一個「兩吸一呼」的呼吸導引法，稱為「中度風呼吸法二步行功」。

㈡右腳起步行走法　動作要領均與左腳起步行走法相同。唯起步轉體邁步的方向相反。可參照左腳起步行功法的動作要領，邁出右腳向前行走。

三、收功法

依照左腳和右腳的邁步行走法，交替行進，連續操練，欲要收功時，後腿後腳就不要前進了，即將後腳跟上一步，與前腳平行站立，再作一個中丹田三開合，即可收功。

第五節　中度風呼吸法三步行功

中度風呼吸法三步行功的特點是：將「兩吸一呼」改用三步來配合，所以它呼吸的氣量和內氣的運行情況，都比較接近於慢步行功。是屬於「守」強於「攻」的功目，它除了有防癌治癌作用外，對低血壓、貧血症、白血球低，慢性肝炎、糖尿病、心律不整等各種心臟病都有很好的療效作用。由於這一類病人體質虛弱，氣血耗損嚴重，行走和呼吸不能太快，一定要輕輕地閉著眼睛練，這樣可以減少視神經衝動對中樞神經系統的干擾，而加強「內氣」的運行，更好地增加經絡內的電流和電壓。採用這種屬於中強度的慢步行功來鍛鍊，對於防癌治病和儘快提高患者的身體健康水準是最合適的。

其具體練法：

一、預備功法（同前述行功預備功）

二、正功練法

㈠左腳起步行走法　接著預備功中丹田三開合的合式動作，左臂與手後撤至左胯旁，軀幹連同頭、頸都隨著臂與手的後撤動作，略向左前轉動，身體重心移到右腿右腳上，左腳輕鬆地提起向前邁出一步，腳跟著地，腳尖翹著，這時做一個短吸氣，隨即左腳漸漸放平（詳見圖13），中丹田前的右手，後撤至右胯旁，左手隨之回擺至中丹田前，身體重心移至左腿左腳上，軀幹、頭和頸也隨著身體重心的轉移，面略轉向右側前方，將右腿右腳輕鬆地提起向前邁進一步，仍是腳跟著地，腳尖翹著，再吸一口氣；然後又把右腳逐漸放平，雙手向左側擺動，體重移至右腿右腳上，轉體向左側前方，左腳提起向前邁出一步，仍是腳跟著地，腳尖翹著（詳見圖13），這時做一個「呼」氣動作，從

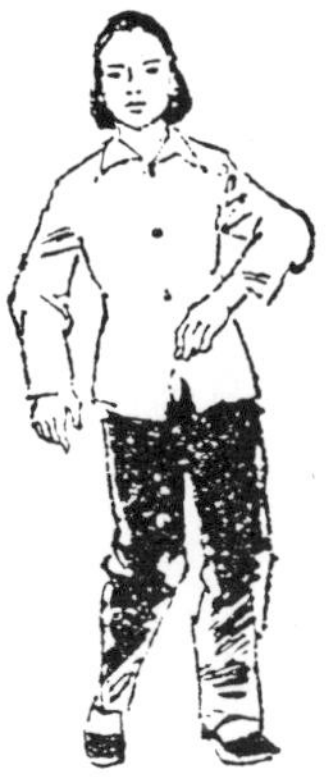

圖13　三步功吸氣姿勢

第一步行至第三步，配合所作的「兩吸一呼」導引法做完。

這時，再把左腳逐漸放平，雙臂與手向右側擺動，移體重到左腿左腳上。這時，右腿右腳放鬆不再向前邁進，只是將腳略微提離地面，在原落腳地使腳尖點一下地。兩臂與手的關節放鬆，鬆腕垂手，自然呼吸，或是「忘息」，這叫做「平氣」。讓體內的氣息平穩地沉一下，使氣血和體內的營養物質更好的「氣化」，使內氣（人體就像一部能夠自動控制的機器）更有序的運行。然後，再把點地的右腳向前邁出，配合著右手向後撤，左手略向胸前上提，轉體面向前方，體姿略向前傾，頭略帶抬意，這時再做下一個「兩吸一呼」三步行功的第一個「吸」氣，然後仍按前述行走與呼吸的配合法順序，繼續前進。

㈡右腳起步行走法　右腳起步行走法與左腳起步行走法的動作基本相同，唯一不同的是，先邁步的方向相反。右腳起步行走法，可參閱左腳起步行走法的動作要領行進。

三、收功法（同前述行功收功法）

四、練養方法

㈠因為上述的行功功目，都是肢體運動與調息（即呼吸）導引法密切配合，要充分調動「內氣」發揮更大的醫療和保健作用，所以對練功時的形體動作和練法要求就要更高一些，不論操練哪一種行功，一定要認真按著「圓、軟、遠」三字訣做好基礎姿勢，按照功法要領去作，動作要更柔和一些，脖子、軀幹和四肢的動作幅度不可太大或太小，一定要動量適度。特別是腿和行功時作點穴（即足尖點地）的腳，要充分放鬆，輕提輕點，點地時一定不要用蹬勁。

㈡運用風呼吸法作為行功防癌治癌及其它疑難病調息導引法中主要功法，威力強大，使肺臟的呼吸量大大增加，因此意念活動就一定不能再想肺部，因為意念活動的特點是意念到哪裡，內氣就衝到那裡，意到氣到，為了減輕肺部的工作負擔，呼吸時要全身自然放鬆，這樣可導引「內氣」按照經脈的天然通道，自然而然地運行。這樣就可避免不必要的偏差出現。學功時，一定要注意到這一點。

㈢行功中的預備功及結束時的收功，都是根據「內氣」產生、運行、歸原的自然規律而設計的。練功時必須按部就班地嚴格進行，不可省略或任意改套。

第六節　風呼吸法稍快行功

風呼吸法稍快行功，是氣功防癌治癌必練的主要功目之一。行走時，一隻腳跟著地時連做兩個短促的「吸」氣，（即：吸、吸——）；另一隻腳跟著地時再做一個短促的「呼」氣，（即：呼——）。這種一隻腳跟著地時連做兩個「吸」，另一隻腳跟著地時再來一個「呼」的行功方法，是風呼吸法稍快行功的明顯特點。一步兩「吸」，一步一「呼」，節奏鮮明，息息有聲。左吸右呼，右吸左呼，按步前進，不失比例。這種風呼吸法與快步行功的互相配合，有導通腎水，調脾土，利肺金，潤肝木，平心火的重大作用。

其具體練法：

一、預備功法

㈠可依次做預備功：鬆靜站立→中丹田三個氣呼吸→中丹田三開合等預備功。

㈡也可依照「升降開合鬆靜功」的功法要求，做一輪、兩輪、三輪或按四個方向做一套後，再做本功目。

二、正功練法

㈠**左腳起步行走法**　接著預備中丹田三開合的開式動作，或升降開合鬆靜功的末式動作，將右手由右胯處擺至中丹田，左臂與手向後擺至左胯外下方，體重移至右腿右腳上，略轉體面向左側前方，輕鬆地將左腿左腳提起，向前邁出一步，腳尖略翹，腳後跟著地，這時連做兩個短「吸」氣（見圖14—1），隨即將左腳逐漸放平，胸前的右手後撤至右胯旁，左臂與左手同時擺至胸前，身體重心移至左腿左腳上，軀幹和頸也隨著身體重心的轉移，轉體向右前方，將右腿右腳輕鬆地提起，向前邁進一步，仍是腳尖翹著，腳跟著地（見圖14—2），這時做一個「呼」氣。一隻腳跟著地時連做兩個短吸氣，另一隻腳跟著地時接著做一個「呼」氣。這樣，一步一步有節律地向前行進。行走時，配合呼吸的強度不要太大，可以略微弱一些。

㈡右腳起步行走法　右腳起步行走法與左腳起步行走法的動作要領基本相同，唯一不同的是，先邁步的方向相反。

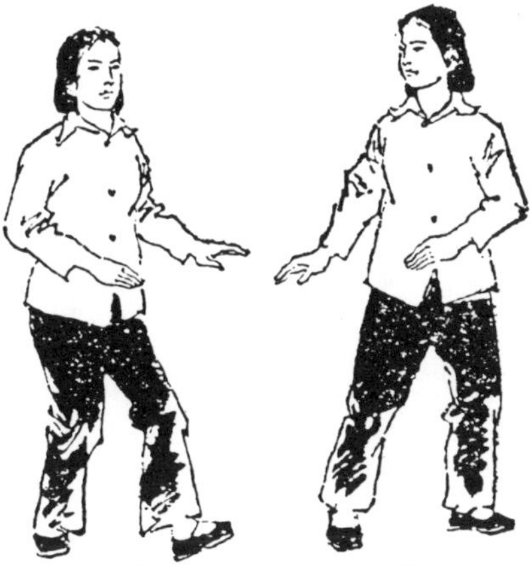

1　　2

圖14　稍快行功姿勢

三、收功法（按簡式收功操練法）

四、練養方法

練風呼吸法快步行功時，也要快慢相兼。不能顧名思義是「快」功，就以為呼吸「快」，行走也「快」，一味地追求一個「快」字。過快則急，過急則喘，喘而氣竭，竭而氣憋，憋氣則氣阻不通，此為練氣功治病之大忌。呼吸時，「吸」氣和「呼」氣也不要太快太猛。因為體質太弱的病人，「內氣」（正氣）太虛，邪氣太盛，吸入的「外氣」又較為剛硬，就容易使人發生不適感覺或是弄出偏差來。我之所以將風呼吸法快步行功分為稍快、中快和特快三種情況，正是講的要在「快」字上下功夫。

關於中快和特快行功的特點，在第七節和第八節中還要講到，本節所講的是稍快行動。在「快」字前面之所以加一個「稍」字，正是帶有略微快一點之意。這種每向前邁進兩步，配合做完一個「兩吸一呼」調息導引法的風呼吸法，它的呼吸強度比風呼吸法中快行功要緩和一些，是屬於快功中稍快一點的功目。它可以調動體內陰陽氣的升降，屬於「攻」強於「守」的功目。

在練此功時，動作不可太快太猛。要按照「圓、軟、遠」三字訣的功法要求，軀幹、胳臂、腿的各個關節、肌腱和神經系統都要放鬆，運動中更不要呈現硬直僵板的姿態，要保持一定的輕鬆柔緩的練功風度。

如左腳起步行走時，腳後跟一著地配合的是「吸，吸」，那麼，右腳跟一著地時便是配合一個「呼」。如此一步一步地有節律地前進，這叫做「左吸右呼」法；若是右腳起步行走時，當右腳的腳後跟一著地便配合兩個「吸」，左腳跟一著地時便是配合一個「呼」，這就叫做「右吸左呼」法。行走時要快中有慢、慢中有快，穩妥相宜，不可偏廢。步伐要有節律，左右虛實要分清，右「吸」左「呼」陰升陽降；左「吸」右「呼」陽升陰降。兩腳步數要均等，呼吸次數要一定。

這就是風呼吸法稍快行功的練法要點。如上法練此功二十分鐘，休息二十分鐘。最後再練一套升降開合鬆靜功，即可收氣回歸中丹田，結束練功。

第七節　風呼吸法中快行功

風呼吸法中快行功，練功過程中，每向前邁進一步，一隻腳跟和前腳掌落地的動作上，配合一個完整的「兩吸一呼」的調息導引法，這是本功目的一個明顯特點。它能開肺、腎之氣機、陰陽升降、上下感應；搖肩擺臂，穩步邁進，法輪轉動，卻邪扶正。

本功目行走的速度可較「稍快行功」再快一點。這個功目能夠快速地調動「內氣」運行，在防治各種癌症中發揮著強大、穩、準、快的威力。

其具體練法：

一、預備功法

按簡式預備功操練法作；也可把升降開合鬆靜功作為預備功目操練。

二、正功練法

㈠右腳起步行走法

接著預備功中丹田三開合的末式動作，或是升降開合鬆靜功的末式動作，將左臂與左手由左胯旁回擺至胸前，右臂與右手同時向後擺至右胯後下方。身體重心移至左腿左腳上，略轉體面向右前方，將右腿右腳輕鬆地提起來，向前邁出一步，使腳自然地落於地面，當腳後跟一著地時立即連做兩個短促的「吸」氣（即：吸、吸——）；前掌一著地時，接著就做一個短促的「呼」氣（即：呼——）。在一隻腳落地的動作過程中，配合一個完整的「兩吸一呼」的風呼吸導引法，呼吸的強度可以稍大一點，速度也可加快一點，所以我們稱這種「跟吸掌呼」的行功方法為風呼吸法中快行功。

接著，右腳落實於地面的同時，將身體隨勢跟上去，身體重心再移至右腿右腳上，略轉体面向左前方，再將左腿左腳輕鬆地提起來，向左前方邁出一步，使腳自然地落於地面，呼吸的配合方法同右腳落地時一樣，腳後跟一著地連做兩個短促的「吸」氣，前掌一著地接著就做一個短促的「呼」氣。如此一步一步地左右兩腳交替前進。行進的速度切不可太快了，以中速為好。

㈡左腳起步行走法

基本動作與要領，均與右腳起步行走法相同，唯一不同的是先出左腳，起步的方向與右腿相反。具體做法，參照右腳起步行走法。

三、收功法

收功法，也同預備功法一樣，可有兩種。

㈠按簡式收功法收功。

㈡接中快行功末式動作，鬆靜站立片刻，再作一輪升降開合鬆靜功，即可依法收功。

四、練養方法（參照風呼吸法特快行功）

第八節　風呼吸法特快行功

風呼吸法特快行功的調息功法又快又猛。具有較強烈的吐故納新作用，跟吸跟呼，健腎開胃，調脾和腸，破塞開心竅，養精神，除病魔，增飲食，強體魄，是挽救癌症病人的重要的必修功目。

其具體練法：

一、預備功法

按簡式預備功操練法作；也可將升降開合鬆靜作功為此功預備功目操練。

二、正功練法

㈠左腳起步行走法 鬆靜站立，凝神靜氣。欲要邁步行走時，首先，身體的重心要轉移到右腿右腳上，略轉體面向左前方，將左腿左腳向前邁出一步，腳跟一著地，立即做一個短「吸」氣。隨著將左腳放平的動作過程，將身體跟上去，右臂與右手從右胯旁擺至胸前心窩處，左臂與左手向後擺至左胯外下方，不要低頭看地，要向前平視，放鬆脖頸，垂肩鬆胯，前腳平著地面。欲要前進邁出右腳時，略轉面向右前方，待右腳跟一著地，立即做一個「呼」氣。同時左臂與左手由左胯外下方回擺至胸前心窩處，右臂與右手向後擺至右胯外下方。略微仰面，向前平視，身體重心落於右腿右腳上，再依前述方法邁出左腿左腳或右腿右腳。這樣一步一步地向前邁進，連續操練。前進時，一步一吸，一步一呼。呼吸的強度可以適當加大，速度也可以適當快一些，所以我們稱這種行動方法為強度風呼吸法特快行功。

操練此功時，要認真掌握練功火候，不可操之過急，否則欲速則不達。行走時，軀體、頭、頸、手、眼、心、步伐要密切協同動作，每練功五分鐘或十分鐘收後腳停下，做中丹田三開合，平平氣再換另一隻腳，如此連續操練。

欲要收功時，可將後一隻腳向前跟上一步，雙腳平行的站在一條直線上，雙目輕閉，作三個中丹田氣呼吸，再作一個中丹田三開合，收功即告完畢。

㈡**右腳起步行走法**　右腳起步行走法與左腳起步行走法基本動作與要領相同，唯一的區別是，右腳起步行走法是先出右腳，第一步邁出的方向不同。

三、收功法

可按簡式收功操練法作；也可作一輪升降開合鬆靜功而結束練功。

四、練養方法

風呼吸法快步行功的三種練法，是一套氣功攻治各種癌症的主要行功功目。它適合體質較強的各種早、中期癌症患者鍛鍊。體質極端虛弱的晚期癌症患者，必須待練其他功法和通過療養使體質提高以後，才能加以鍛鍊。因為體質太弱的病人，「內氣」（正氣）太虛，邪氣（毒邪）太盛，吸入的「外氣」又比較剛硬，在體內就會發生氣化不良的現象。過猛的氣機衝擊病的臟腑內器，使人容易發生不適感或是弄出偏差來。

我們說的吐故納新，無非是「吸」入生氣，「呼」出死氣而已。生氣者，宇宙天地萬物活人性命之陽氣，吸而入之；死氣者，四時五行休死之氣，存而呼之。「吸」為納新，「呼」為吐故。氣息的出入，必須以自己能夠適應為度。天氣下降則四時有寒暑之變，地氣上騰則有風雲八方之異。練氣之為功，奧妙無窮。在諸家服氣導引法中，由於其練功目的不同，練法也各異。僅就氣功醫學家來說，服氣練功的宗旨就是調氣令和，引體令柔，溫肌肉充皮膚，肥腠理，司開闔，通津血，強筋骨，利關竅，除病邪。以我之心，使我之氣，適我之體，攻我之疾。風呼吸法配合快步行功，功效迅速，治病徹底。

新氣功療法防治癌症，對癌症患者能起到抑癌延年的效果，但對於那些急性癌變的患者，由於發病快、病情惡化迅速而氣功是要通過一段較長時間的鍛鍊，才能徹底解決問題。風呼吸法快步行功，雖然療效很好，但是在鍛鍊時也不能急於求成。

練風呼吸法快步行功，一般的都練二十分鐘，休息十~二十分鐘，接著再練下去，特快行功也不例外。如果有功底的人，多練一些時間也是可以的。治癌的主要功若是與其他輔助功法配合鍛鍊，更能收到令人較為滿意的效果。有許多練功成績比較突出的病例，本書附有六則病例和患者自述，可供參考。

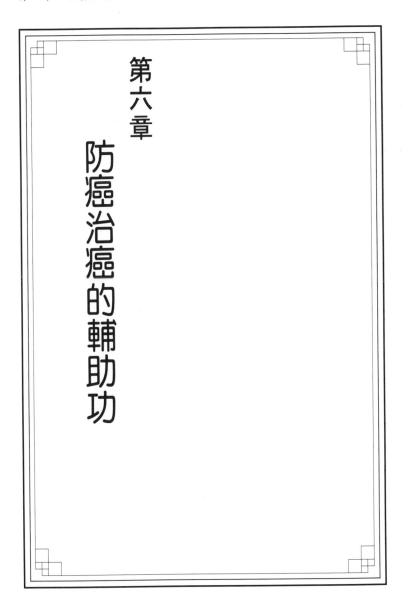

第六章

防癌治癌的輔助功

新氣功療法的各種輔助功有助於增加療效。在氣功防癌治癌的輔助功目中，本章只重點介紹氣功鬆腰功和氣功按摩穴位法。

第一節　氣功鬆腰功

腰為一身之主宰，腰不鬆，氣不沉丹田。若能鬆腰，自然氣貫臟腑與四肢。氣功鬆腰法，是一種放鬆功。通過鬆腰功的鍛鍊，更好地放鬆肢體，過好「鬆靜關」。本節只介紹三段鬆腰功法，即「氣功鬆腰三段錦」。

古人常把他們創造的保健功比作稱心悅目、色彩美觀的錦。這裡我主要是指它具有舒筋骨，通經絡，生發周身元氣的功能。

第一段：側身劃環鬆腰

一、右側身劃環鬆腰

①預備姿勢：鬆靜站立，做完預備功的中丹田三開合和三個氣呼吸之後，兩腳平行開立，與肩同寬。將左手背向腰後，使左手背的外勞宮穴對準後腰部的腎俞穴；右手自然地放置在中丹田前，掌心向裡（見圖15之1）。

②右手在中丹田前處，自下而上地沿著胸腹中央線（即任脈）徐徐上升（圖15之2）到頭頂的百會穴位時，鬆肩、翻腕，使掌心向上。然後鬆腰，左腿微屈，隨之轉身向右後方，

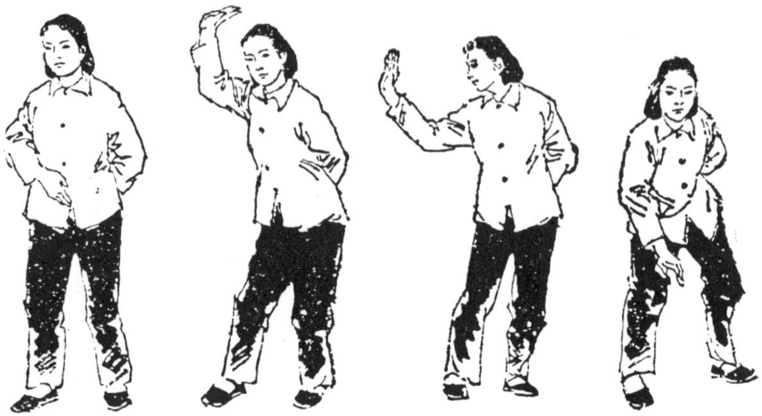

1　2　3　4

圖15

右臂與手隨之向右側作環形劃降動作（見圖15之3）。當右手降至身右後側時，目視肩頭，直至手指，然後再向下作環形劃降，繞過右膝下沿，再由膝前回收到中丹田前，身體隨之也恢復到起始式（圖15之4）。如此動作，連續作三次。做畢，鬆靜站立，再做一個中丹田三開合，即可轉作下式。

二、左側身劃環鬆腰

做法同上，唯方向相反。

左右兩側鬆腰功各作三次算作一輪，連續作三輪後，轉作第二段。

第二段：弓步轉腰默念數

一、右弓步轉腰默念數

①先做中丹田三開合和三個氣呼吸作完後，鬆靜站立。

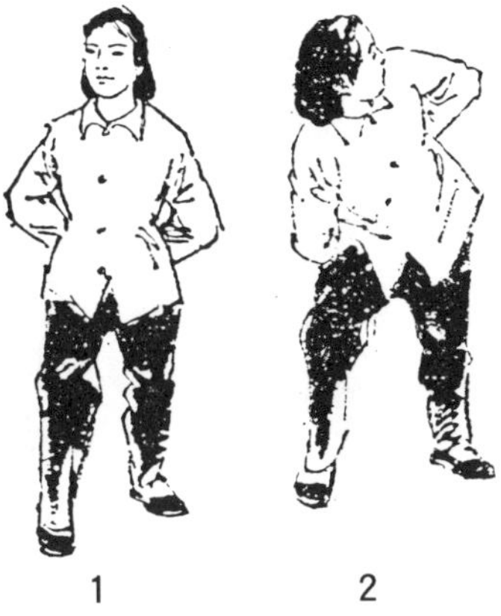

圖16

②再使身體重心落於左腿左腳，將右腿右腳輕輕提起，向右前方邁出一步，腳跟先著地，成為右弓步。

③雙手由中丹田，繞帶脈到背後，使兩手的外勞宮穴分別貼在腰部的左右兩個腎俞穴位上，兩手虛握拳，使手的大拇指指肚搭壓在中指指梢上（圖16之1）。

④身體重心落於右腳上，鬆腰鬆胯，上身略向左後方轉動（圖16之2）；同時面轉向右後上方，向遠方仰視。此時要默念數字，每次可數至六或九。默念完畢，恢復成右弓步。如此連續作三次。完畢後，鬆靜站立，作一個中丹田三開合。再換作左弓步轉腰。

二、左弓步轉腰默念數

左弓步轉腰法，與右弓步轉腰法相同，唯方向相反。

轉腰時，不必過於勉強，對病重體弱者，能轉到什麼程度就轉到什麼程度。

左、右弓步轉腰功各作三次為一輪。可連續作三輪。

第三段：命意腰際後仰身

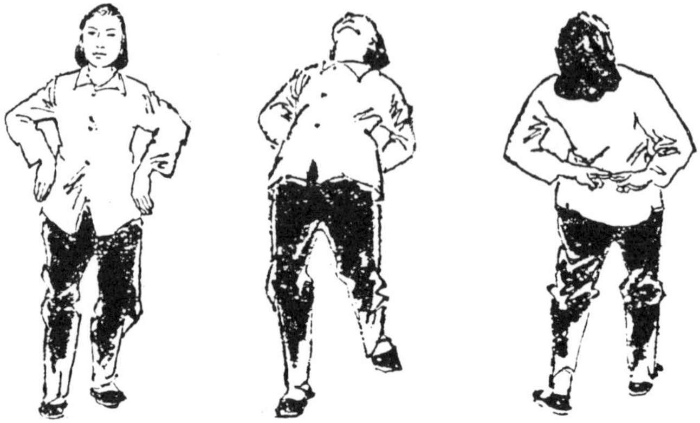

1 雙手沿帶脈繞行至腎俞　2 圖17　3 右弓步後仰身（背面圖）

一、預備姿勢：先作一輪不向下蹲的升降開合鬆靜功（可參閱升降開合鬆靜功操練法）。

二、雙手由印堂穴前，沿著胸腹的中央線（即任脈）下降至中丹田經過膻中穴之前，然後雙手同時沿帶脈向外繞行至腰後（圖17之1），使兩手的外勞宮穴分別貼在後腰部左右兩個腎俞穴。雙手虛握拳，使虛拳的中指與大拇指互相環接。

三、右弓步後仰身：由上式變為右弓步。鬆腰、鬆胯，體重落於前兩腳之間，然後仰面向上，上體後仰（圖17之2）。如此連續作三次。動作畢，接著作一個中丹田三開合，再轉作下式。

四、左弓步後仰身與右弓步後仰身做法同上，唯方向相反。左、右弓步後仰身各作三次算作一輪，可連續作三輪。

三段鬆腰功的動作作完後，最後再作一套升降開合鬆靜功，即可收功。

第二節　氣功按摩穴位法

氣功按摩穴位法是根據按摩能夠鎮痛和調節人體生理功能的原理，以人體經絡穴位上的氣功按摩，來代替針灸和藥物治療，療效顯著。氣功按摩獨具特色，它不同於一般的推拿按摩，也與針灸和藥物治療不同，它是以「指」代「針」，以「氣」代「藥」。

一、氣功按摩的特點

㈠自我按摩，運用自如：無需他人幫助，但憑自己能夠調動「內氣」的雙手，隨時都可進行自我治療。

㈡簡便易行，人人可練：只要熟悉經絡穴位，就可照法操練。是一種既經濟又方便的醫療法。

二、氣功按摩的取穴方法

㈠循經辨症取穴：根據經絡有運行氣血、反映病理變化的原理，選取與所患疾病相應的穴位。

㈡分寸折量取穴法：通常運用「中指同身寸法」和「指橫徑測量法」。即按摩者屈中指，以中指的中節（兩側橫紋頭的距離為一寸進行）；如果是四指相併，四橫指的寬度就相當於三寸，兩指橫徑則當於於一寸半。

三、氣功按摩穴位法

㈠頭部穴位氣功按摩法

這是新氣功療法中十分重要的一種按摩基本功。頭部為一身諸陽經所會之所。特別是大腦神經又有人體「最高司令部」之稱。全身一切疾病的病理反應，都可以在頭部找到。保護大腦，對人體抵禦外來病邪的侵犯，是非常有利的。而本法是保護大腦神經，消除頭部痛苦，糾正陰陽偏盛，防治腦血管硬化症有效的醫療方法之一。如果頭部有癌病灶和不艮反應，不可對頭部進行按摩，以保護腦神經系統的正常生理功能不被刺激和干擾，此功可作為防癌治癌的輔助功。

⑴頭部按摩預備功

主要有凳上平坐預備功。

先準備一個與自己小腿同高的小凳子。凳子面上最好墊上一塊鬆軟舒適的棉墊。平坐在

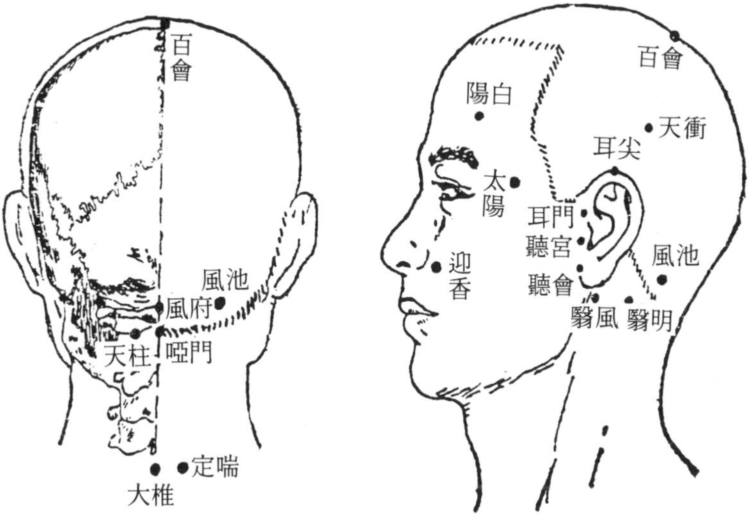
百會
風池
風府
天柱
啞門
定喘
大椎
百會
陽白
天衝
耳尖
太陽
耳門
聽宮
迎香
風池
聽會
翳風
翳明

圖18

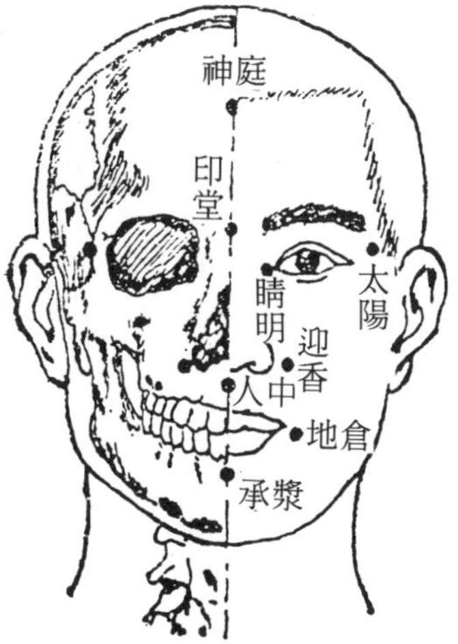
神庭
印堂
睛明
太陽
迎香
人中
地倉
承漿

凳上，兩腳分開，與肩同寬。大腿與小腿的曲腿內角要保持九十度。上體要保持端正，鬆肩墜肘，略拔背，微含胸，虛腋、鬆胯、鬆腰，頭若懸空。兩手掌心向下，平放在膝蓋處，掌指微屈，指尖朝正前上方。口微合，似閉非閉，牙齒上下似接非接，舌尖輕輕舐於上腭。兩眼皮微微閉合，視線向遠方平視。全身從頭至腳，一一放鬆，排除雜念，達到鬆靜自然。

將雙手從膝蓋處輕輕提起，徐徐朝著腹部的中丹田處移動，使雙手勞宮相疊，捂在中丹田穴位上，做中丹田三個氣呼吸。如果是癌症患者做此功，與一般患者略有不同，呼吸時則要先吸後呼。

中丹田三個氣呼吸法分坐式與鬆靜站立式兩種。在做法上大致相同。只是立式呼吸時伴隨有下蹲動作；而坐式呼吸時要做鬆腰動作。三個氣呼吸後，做中丹田三開合。

⑵頭部穴位按摩法

①印堂穴按摩

Ⅰ、經穴定位

a.印堂穴：在兩眉頭的正中間凹窩處。

b.神庭穴：在額正中入髮際半寸處。

c.人中穴：在鼻柱之下，人中溝的上三分之一與中三分之一交點，屬督脈。是督脈與手、足陽明經的交會穴。

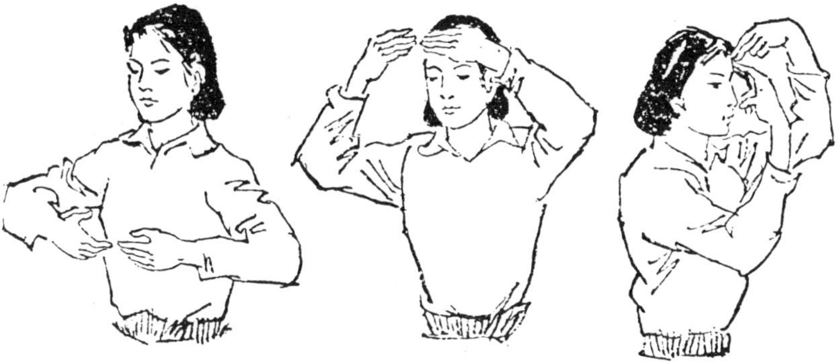

1　　2　　3

圖19　印堂穴按摩

Ⅱ、按摩方法

a.接著預備功的中丹田三開合的末式動作（即中丹田合式）兩手自然稍稍離開中丹田，手指自然併攏，拇指微屈，十指尖相對，兩手徐徐向上提升（圖19—1）。病理指標偏低的病人（如低血壓），兩手掌心向上；是高血壓及病理指標偏高的病人，兩手掌心向下；健康的人，則需要保持陰陽平衡使兩掌心向裡。雙手沿著胸腹的中心線（即任脈）上升至膻中穴位時，鬆肩、墜肘，略垂腕，手指自然向上，徐徐升至兩眉間的印堂穴位前（圖19—2）。

b.做正反轉摩：變換指法為箭指。即（將食指、中指併攏伸出，其餘三指屈指，大拇指的指梢輕輕地壓在無名指的指甲上，在下邊的小指自然地靠攏在無名指的旁邊）將箭指的中指點在印堂穴上，輕輕按摩印堂穴（圖19—3）。按摩時，兩手中指要同時做平行動作，在印堂穴位上做平補平瀉的「正九轉」和「反九轉」。

頭部穴位按摩同其他部位的按摩一樣，有補瀉之分。順時針為正轉，逆時針為反轉。正轉為補、反轉為瀉。男性左轉為補，右轉為瀉；女性右轉為補，左轉為瀉。通常按摩身體的左側穴位時，左轉為補，右轉為瀉；按摩身體的右側穴位時，右轉為補，左轉為瀉，男女均一樣。如果是癌症及需瀉的病人，可將「正九轉，反九轉」的按摩次序，改為「反九轉、正九轉、反九轉」；如果是氣血虧損，身體虛弱需用補法按摩的病人，則可將平補平瀉的按摩改為「正九轉、反九轉，正九轉」。以下進行氣功按摩時，均按照上述方法進行補瀉。

c.三按三呼吸：在印堂穴上做三按三呼吸。做法是：在穴的原位做按的動作時，要同時呼氣。呼氣時，手指輕輕地隨著氣息的起伏微微一按，按完一個動作後略微鬆指時，再同時吸氣。鬆指時也不可鬆得太過，而要「鬆」中略帶一點「按」意，以利更好地調動「內氣」按摩穴位。一按一呼，一鬆一吸，如此反覆做三次。按時的動作要輕輕地，摩與按都不要用力，要用意調動手指的內氣，手指與穴位之間略有氣感或接觸感即可，切不要有壓迫感；如果用力，則不利調動內氣，醫療效果反而不合理想，甚至會有不舒服感。按摩此穴時，周身有輕鬆舒適的感覺為好。

d.點跳下降：在印堂穴原位所作的三按三呼吸完畢後，將兩手箭指的中指指梢併排靠攏，從印堂穴起，向上沿著額頭的正中線，邊點邊跳，點跳至神庭穴。點住神庭穴稍一停頓，再沿原來路線點跳返回，經過鼻梁柱往下點跳到人中穴，點住穴位稍稍停頓，然後將雙手由人中穴位處下降。下降時，眼睛不要向下看，頭要保持正直和虛含頂勁。同時用意將自己的肛門微微向上一「提」，雙手便可自然下降至中丹田前，進行換氣。「提」肛門是為了從下端接通任、督二脈。使「氣」能夠通達周身。任、督二脈的溝通，在氣功的述語中叫「通小周天」。胎兒的「小周天」是相通的，人生下之後，小周天便「上斷於口，下斷於肛門。」提肛的方法是：像便後收肛門口似的，用意向上微微一「提」，即可氣達周身。如果不做「提肛」的動作，氣阻心煩，將達不到最高療效。

Ⅲ、**醫療效應：**印堂穴的按摩，能夠醒神明目，除風散寒，止痛除熱。頭痛、眩暈、鼻病等均可醫治，如果按摩時周身鬆靜，其按摩的療效將會更好。

②太陽穴按摩

Ⅰ、**經穴定位**

太陽穴：位於眉梢與目外眥的中間，約眉梢後一寸處。與三叉神經耳顳支相聯繫，屬經外奇穴。

Ⅱ、**按摩方法**

a.做正反轉摩：換氣之後，雙手仍依按摩印堂穴位時的提升方法，上升至印堂穴前面時，變換指法，使之成為箭指。變成箭指後，兩手箭指之中指從印堂穴位處，沿著兩眉眉毛向左右兩邊分開，徐徐到達太陽穴位處（圖20），用中指輕輕點穴一下，然後在太陽穴位上，

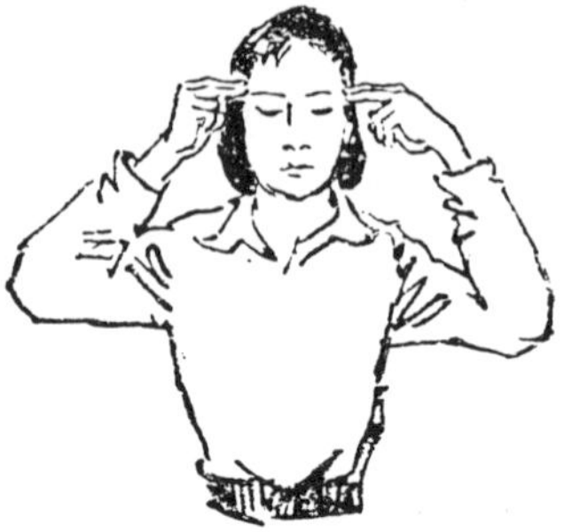
圖20　太陽穴按摩

先做「正九轉」（由後向前轉）；再做「反九轉」（由前向後轉）。轉摩時，動作要輕輕摩轉，不可用力，若能在手指不接觸穴位的情況下，以手指梢的氣機帶動穴位內部氣機轉動，其效更佳。

b.三按三呼吸：轉摩畢，接著做三按三呼吸的動作。

c.點跳下降：將雙手箭指放開，五指自然屈曲，然後以兩手中指指梢沿著兩面頰輕輕地慢慢地向下邊點邊跳（其他手指可以輕輕觸及面頰部皮膚），點跳至下巴盡處，雙手再下降至中丹田穴位處，進行換氣。

Ⅲ、**醫療效應**：按摩左右太陽穴，可醫治心火頭痛、口乾喉痛、牙痛、面癱、眼疾及血液病等。

③眉和耳部穴位按摩

Ⅰ、**經穴定位**：

a.攢竹穴（一名始光，員柱，或光明）：在兩眉頭邊緣陷凹處。內與額肌和皺眉肌相聯，三叉神經的分支、滑車上神經經過此，屬足太陽膀胱經。

b.耳門穴：位於耳屏切跡前方，張口時呈凹陷處。通於三叉神經耳顳支和面神經的分支，屬手少陽三焦經。

c.聽宮：在耳屏中部前方，耳門之下，與下頷關節相平，張口凹陷壓迫時耳內作響處取之，屬足少陽膽經。

d.聽會：在耳屏前下方，與耳屏切跡平齊，下頷骨後緣，張口凹陷處，屬足少陽膽經。

Ⅱ、按摩方法

a.三劃眼眉：將雙手掌心翻轉向上，徐徐升至印堂穴時，以中指指梢輕輕在眉頭的攢竹穴位上，兩手拇指再輕輕按在太陽穴上。大拇指原位不動，將中指從攢竹穴上抬起，再從眼眉的內端劃向外端（圖21），連續劃三次；也可以從眉的內端，一直劃至太陽穴，連續作三次。

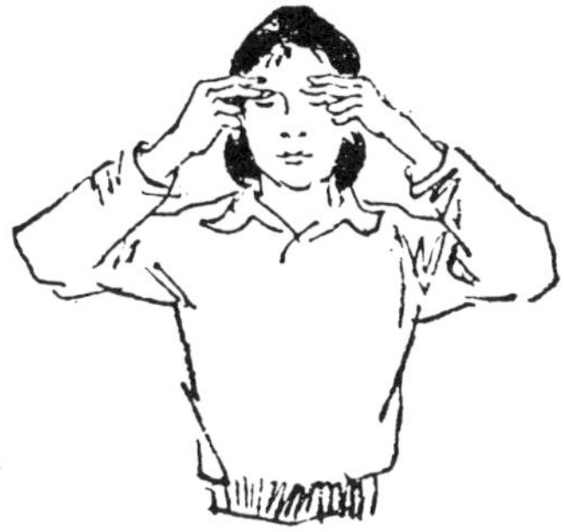

圖21　眉部穴按摩

b.聯穴轉摩：三劃眼眉畢，將大拇指與小指指梢相接，形成指環（呈圓環狀）。兩手的其他三指，分別由上而下的放到耳門、聽宮、聽會上，兩掌心遙相對應。食指、中指與無名指在這三個穴位上作聯穴定位的「正九轉」（由後向前）、「反九轉」（由前向後）的摩轉動作（圖22）。

c.三按三呼吸：轉摩畢，三指仍分別按在原穴位上做「三按三呼吸」動作。指按時呼氣，周身要放鬆；鬆指吸氣時，要

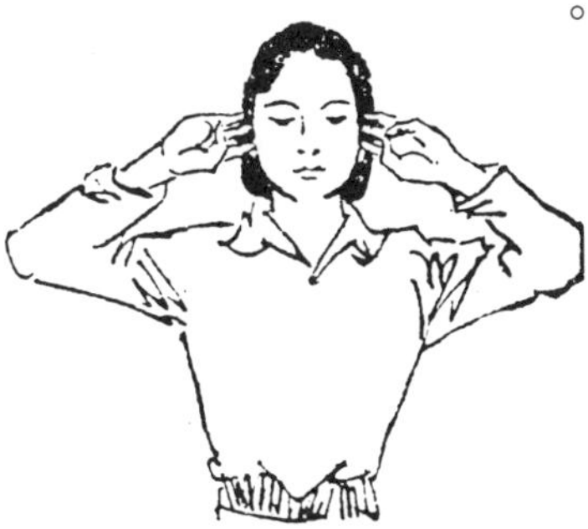

圖22　耳部穴按摩

指鬆而不離穴，在指觸皮部時略帶有一絲按「意」。

d.點跳下降：「三按三呼吸」畢，將大拇指和小指鬆開。五指鬆散併攏，指節微屈，以中指略重、食指略輕地點跳手法，沿著面部兩頰向下點跳，輕輕地觸及頰部穴位，摩一毛而全身皆動，點一穴而氣通臟腑。邊點邊跳，點跳至下巴盡處，雙手自然降至中丹田穴位前，進行換氣。

Ⅲ、**醫療效應**：按摩攢竹穴主治兩眼視物不明，瞳子癢，淚出目眩，結膜紅痛，頰痛、頭痛、風眩諸症；按摩耳門聽宮、聽會穴，主治耳鳴，齲齒牙痛，嚼物困難。

④眼部穴位按摩

Ⅰ、**經穴定位**

a.睛明穴（一名淚孔）：位於內眼角上一分，靠近眼眶骨內緣。眶內緣瞼內側有韌帶，深部為眼內直肌。通於滑車上、下神經、眼神經及鼻睫神經。屬足太陽膀胱經。手太陽、足太陽、足陽明、陽蹺、陰蹺五脈之會。

b.瞳子髎穴：位於眼外眥角外側約半寸處。

c.承泣穴：眼平視，瞳孔直下七分，睛球與眶下緣之間。深層眶內有眼球下直肌、下斜肌。通於三叉神經眶下神經的分支，動眼神經及面神經的分支。屬足陽明胃經。為足陽明、陽蹺、任脈之會。（圖23—1）

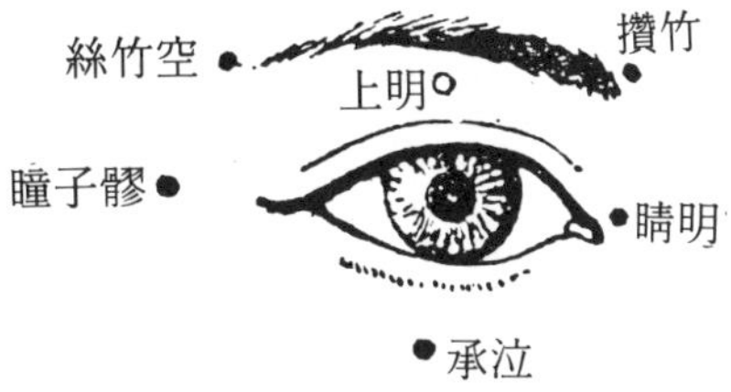

圖23之１

d.上明穴：位於眉弓中點，眶上緣下。

Ⅱ、按摩方法

a.睛明穴和瞳子髎穴的按摩：接上式，雙手從中丹田處沿胸腹中央線（即任脈）徐徐上升，升至印堂穴前面時，變成虛握拳，即兩手除小指外，其他四指屈向掌心，將大拇指自然地放壓在此三指的指甲蓋上，小指自然伸出。然後，將雙手小指分別放在兩眉肉眥的兩個睛明穴位上（見圖23—２）雙手同時先由外向內轉九次，再由內向外轉九次。轉摩畢，接著在此二穴上作「三按三呼吸」的動作。然後，將兩手的小指從睛明穴抬起，再沿著雙眼的上眼皮與下眼皮的中間合縫處，輕輕地劃向眼角外側的瞳子髎穴，雙手小指指梢按在穴位上，在瞳子髎處先由外向內作九轉，再由內向外作九轉。轉摩畢。將雙手拳指鬆開，作順著面部兩頰向下點跳的動作。點跳時，仍以兩手的中指略重點，其他指梢均輕輕觸及兩頰的面部皮膚，以激發面皮部的毛囊神經和皮質神經細胞。發揮其傳導功能，使毛細血管的生理功能更加活躍起來。最後雙手依然如前述的下降方法，直降至中丹田穴位前，進行換氣。

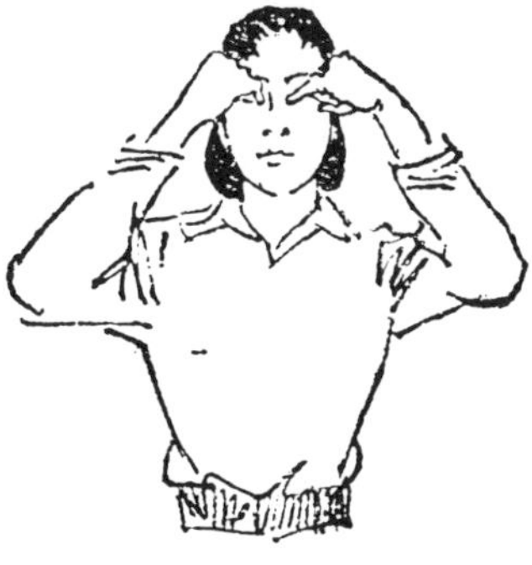
圖23之２　眼部穴按摩

b.承泣穴和上明穴的按摩：接上式，將雙手掌心翻轉向上，仍沿著胸腹的中央線提升至上丹田（即印堂穴）之前，將手如前述方法變成虛握拳，用雙手的小指指梢分別尋按在兩眼球下方的承泣穴位上，以其穴作為圓心，兩手同時轉摩承泣，先向內，後向外，各摩「九轉」。轉摩時，兩拳心要對向裡側，鬆肩、沉肘、周身放鬆，接著在此穴位上做「三按三呼吸」。

承泣穴位按摩畢，再將兩手的小指向上轉移至上明穴位上，仍按承泣穴的按摩方法，由外向內和由內向外各做「九轉」後，再做「三按三呼吸」。完畢後，鬆開拳指，以兩手的五指指梢，沿面部兩頰向下點跳，再將雙手緩緩降至中丹田前，進行換氣。

Ⅲ、**醫療效應**

按摩睛明穴可主治視物不明，惡風淚出，憎寒頭痛、結膜紅腫，白翳雀目。按摩瞳子髎穴主治頭痛、眉稜骨痛、目赤痛、視物不清、角膜炎症，視神經萎縮。

按摩承泣穴可治近視、視神經萎縮及其炎症。

按摩上明穴主治偏頭痛、眼外眥痛、視物不清、口角炎症。

⑤鼻壁穴位按摩

Ⅰ、**經穴定位**：

迎香穴：鼻翼外緣中點與鼻唇溝之間。面神經和三叉神經眶下支的吻合叢聚此穴。屬手陽明大腸經，是手陽明大腸經與足陽明胃經的交會穴。

Ⅱ、按摩方法

a.循穴劃摩：接上式，將雙手掌心翻轉向上，再沿胸腹的中央線徐徐升至印堂穴，在印堂穴位前面變換指法呈箭指狀，從兩眉之間向下，沿著鼻壁兩側的迎香穴、鼻唇溝，繞過口角兩邊的地倉穴、直劃至下頷盡處。如此動作，反覆作三次（圖24）。如有感冒或食慾不振，可以增加按摩次數。鼻壁按摩畢，兩手徐徐降下，直至中丹田穴位處，再進行換氣。

b.三按三呼吸：根據鼻穴與臟腑的關係，患者如需醫治哪一臟腑的疾病，也可自選穴位進行必要的按摩，以便扶正卻邪。進行按摩時，可酌情作「正、反九轉法」和「三按三呼吸法」。按摩畢，仍將雙手徐徐降至中丹田穴位處，進行換氣。

Ⅲ、醫療效應：按摩迎香穴。主治飲食無味、鼻塞、腸胃不和、面癱、三叉神經痛和鼻炎鼻竇炎等症。

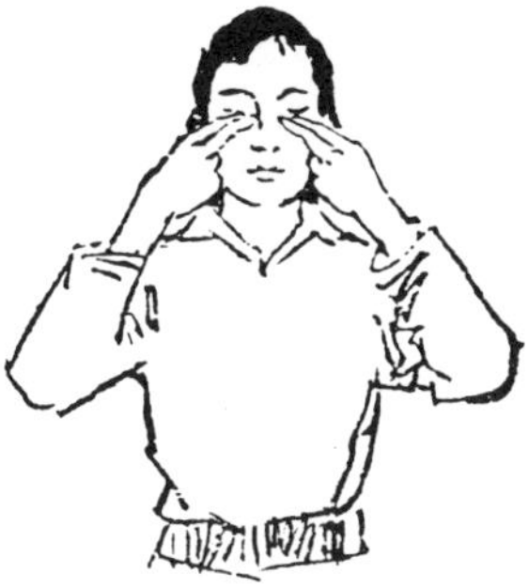

圖24　鼻部穴按摩

⑥啞門等穴位按摩

Ⅰ、經穴定位

a.陽白穴：在眉毛中點與髮際聯線的下三分之一處。兩眼正視時，瞳孔與此穴上下互相對應。它屬足少陽膽經。是手少陽、足少陽、手陽明、足陽明和陽維脈的交會穴。

b.百會穴：（一名三陽，又名五會、巔上天滿），它位於

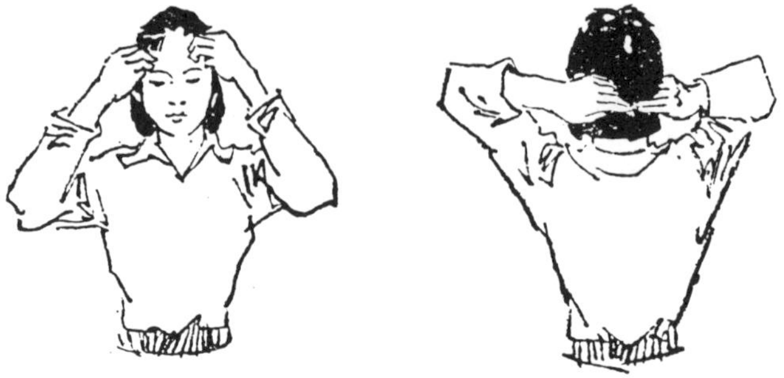

圖25　啞門等穴按摩

頭頂正中線與兩耳尖連線的交點旋毛中。屬於督脈。足手三陽、足三陽和督脈的交會穴。

c.啞門穴：（一名舌厭、又名舌橫），位於項後入髮際五分，第一、二頸椎之間，屬督脈。是陽維脈及督脈的交會穴。

Ⅱ、按摩方法

a.轉摩陽白穴：接上式，雙手從中丹田沿著胸腹的中央線徐徐往上提升，雙手升至印堂穴位之後，開始變換指法，使食指、中指、無名指三指併攏，大拇指的指梢輕壓在小指的指甲蓋上，構成圓環狀。然後將兩手中指分別放在兩個陽白穴上（圖25之1），由外向內及由內向外各作「九轉」，再做「三按三呼吸」。

b.按摩百會穴：陽白穴按摩畢，兩手向兩眉之間的印堂穴合攏，然後鬆開五指，再將食、中、無名指和小指的指梢併排靠攏，經過額頭，貼著頭皮沿頭中央線向上劃至百會穴位處，以兩手中指指梢併點在百會穴上，做「正九轉」，「

反九轉」後，再作「三按三呼吸」。按摩百會穴時，高血壓或其他病理指標偏高的病人，兩手中指可以相接作動作；如果是低血壓或其他病理指標偏低的病人，不能按摩百會穴。

c.啞門穴：接上式，雙手手指自然鬆開，順著頭部的中央線繼續輕輕摩髮而下，直至後髮際處第一頸椎與第二頸椎棘突之間凹陷處即啞門穴（見圖25之2）。然後變換指法，成為箭指，用兩手箭指的中指梢，按在啞門穴位上，做「正九轉」（男向左，女向右）、「反九轉」（男向右，女向左），再在原穴上做「三按三呼吸」。箭指復原，使兩手五指自然鬆開，十指梢輕輕地觸及頸部皮膚，向左右兩側同時分道而下，直摩至頸部的咽喉下。雙手再降至中丹田前，進行換氣。

Ⅲ、**醫療效應**

按摩陽白穴主治眼病，瞳子癢痛、前額痛、背膝寒冷。按摩百會穴主治頭風諸症、口噤不開、半身不遂、驚悸健忘、頭痛目眩、飲食無味、脫肛，還可卻邪安神。按摩啞門穴可治舌急不語、諸陽熱氣盛、衄血不止、脊強反抵、後頭痛、風汗不出等症。

⑦天柱等穴按摩

Ⅰ、**經穴定位**

a.風府穴：位於項後入髮際一寸。是足太陽、督脈、陽維脈的交會穴。

b.天柱穴、位於項後髮際，啞門穴旁二橫指。

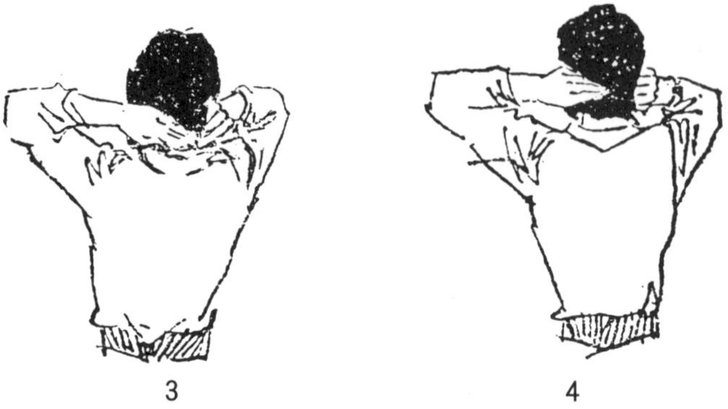

圖25　天柱等穴按摩

Ⅱ、**按摩方法**

a.先按摩陽白穴，再按摩風府穴。將掌指鬆開，食、中、無名指和小指併攏，用兩手指稍向後沿著頭的中央線點跳至風府穴，用中指指梢在風府穴，做「反九轉」、「正九轉」後，再作「三按三呼吸」。

b.天柱穴按摩

接上式，兩手指梢輕輕觸及頭皮部順勢而下，直到項後髮際的天柱穴，做「反九轉」及「正九轉」再做「三按三呼吸」（見圖25之3）。

c.捏捋脖筋：天柱穴按摩畢，用兩手食指、中指、無名指與大拇指做往下捋脖後兩根大筋的動作，從啞門穴往下捏，捏至脖根。如此反覆捏三遍。再用兩手食指、中指、無名指的指肚，仍沿所捏路線輕輕捋三遍。捋畢，雙手沿著脖頸兩側下劃至胸前，繼續向下降至中丹田，進行換氣。

Ⅲ、**醫療效應**：按摩風府穴，主治中風，舌緩不語、身重惡寒、項急不得回顧、半身不遂。咽喉腫痛、鼻衄。按摩天柱穴可治肩背痛欲折，頭昏，頭痛，項強不可回顧，腳寒氣喘，驅寒散風。

⑧風池等穴按摩

Ⅰ、**經穴定位**

風池穴在枕骨粗隆直下凹陷處與耳後乳突之門。穴與耳垂平齊。屬足少陽膽經。手足少陽經和陽維脈的交會穴。

Ⅱ、**按摩方法**

先按摩陽白穴：然後按摩風池穴。使雙手沿著頭部正中線向後向下至（圖25之4），兩手分別用劍指在左右兩個風池穴上按摩，再做「正九轉」和「反九轉」，接著作「三按三呼吸」。按摩畢，變換指法，五指鬆開，用雙手指梢沿著頸部兩側，劃降至胸前的膻中穴位處，再下降至中丹田前，進行換氣。

Ⅲ、**醫療效應：**按摩風池穴，可去寒平熱，醫治傷寒，溫病汗不出，目眩口苦，偏正頭痛，頸項如僵，腰背俱痛，耳塞、視物不清及感冒等。

⑨翳風等穴按摩

Ⅰ、**經穴定位**

a.翳風穴：位於耳垂邊緣，耳後乳突前下方的凹窩處。屬手少陽三焦經。為手少陽三焦經和足少陽膽經的交會穴。

b.翳明穴：翳風穴後一寸，乳突下緣處。

Ⅱ、**按摩方法**

先按摩翳風穴接上式，翻手沿胸腹中央線徐徐上升至印堂穴位前，變換指法，成為劍指，雙手經過頭頂降至耳垂之後，乳突與下頷骨中間的翳風穴位上（圖26之1）。用雙手劍指的中指分別放到左右兩個翳風穴上，做由後向前的「正九轉」和由前向後的「反九轉」。再作「三按三呼吸」。較上式，將雙手劍指的食指放在左右兩個翳明穴位上，先作一個「正九轉」，再作一個「反九轉」。轉摩畢，作「三按三呼吸」。然後，將雙手五指鬆開，手指併攏，指梢沿著脖頸兩側向下劃降（圖26之2），先降至胸部膻中穴前，再降至中丹田前，進行換氣。

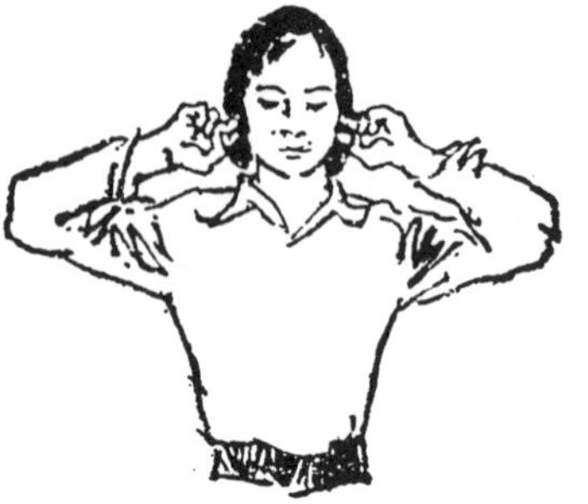

圖26之1

Ⅲ、**醫療效應**：按摩翳風穴主治耳鳴耳聾、脫頷頰腫、面神經癱。按摩翳明穴主治視神經萎縮、近視散光、耳聾耳鳴、失眠不安、腮腺炎腫。

(3)**導引回氣收功法**

初練頭部按摩時，由於對按摩動作不夠熟悉，可以不急於

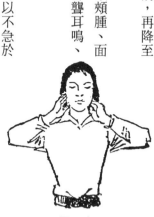

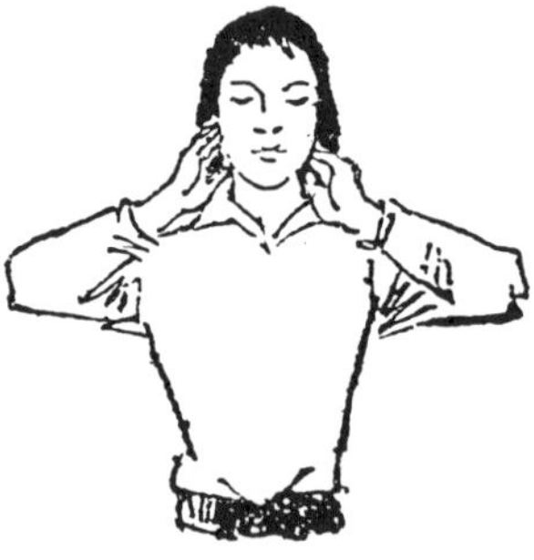

圖26之2

作意念導引，只要在練功過程中鬆靜做得好，也能收到一定的療效。熟悉一段後，就可進行選題、定題、守題的意念導引。做完各部穴位按摩之後，還要把意念活動轉移到中丹田，進行收功。

收功的具體方法是：接上式。翻手沿著胸腹的中央線徐徐上升，升至印堂穴位前，兩手手指自然鬆開，掌心遙向對應，從印堂穴起向上，在雙手不接觸頭皮的情況下，經過頭頂百會穴，向下直降至腦後下方的兩側天柱穴，兩手的指梢，輕輕觸及脖頸部的皮毛部，由天柱穴位起，向左右兩側同時分下，邊下邊輕輕在脖頸部點摩劃降，雙手經過膻中穴，再導引至中丹田，如此反覆共做三遍後，再做中丹田三開合和三個氣呼吸。收功即告完畢。

要稍平靜片刻，待意念離開中丹田後，舌尖再離開上腭放平，恢復自然狀態，慢慢睜開眼睛，才可隨意活動。

㈡腳部穴位氣功按摩法

頭為人之天部，腳為人之地部。人身之根發於腳部，假如老年人患有高血壓病者，便會產生頭重腳輕的陰陽失調現象。腳部分布著與人體五臟六腑相互關連的神經和穴位，人體的許多病變反應點，都可以在腳部找到。腳部穴位的氣功按摩，這裡只重點介紹湧泉穴按摩。

在做湧泉穴按摩之前，如頭部按摩一樣，也要做凳上平坐預備功。

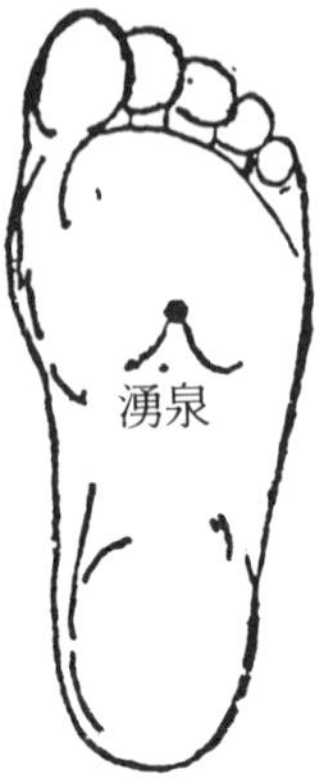

圖27

⑴左腳湧泉穴按摩法

Ⅰ、經穴定位

湧泉穴位於足底中線的前三分之一處，即足掌心前面正中凹窩處（圖27）。屬足少陰腎經。

Ⅱ、按摩方法

先將左腿屈膝慢慢抬起，平放在床邊或凳子上，身體略轉向左側，使左足心朝右方。右腳要平放地面，屈膝的內角約為九十度。再將左手的外勞宮穴對準左腎俞，如果左手放腎俞有困難時，可以將手放在小腹部，掌心的內勞宮穴，對準腹部的關元穴，但如病灶在下焦，則手不可放在小腹部，改放在大腿上，手指併攏，指尖朝前。將右手的內勞宮穴對準左腳掌的湧泉穴，並以此穴為圓心作轉圈按摩。順時針運行為正轉，逆時針運行為反轉；正轉為補，反轉為瀉；男性左轉（順時針方向）為補，右轉（逆時針方向）為瀉。女性則相反。

練功人要根據自己的性別、體質和病情來決定補瀉問題。癌症患者及炎症病人宜先瀉後補；一般患有常見病而體質比較虛弱的要先補後瀉。男性如果要補，則需作「一正、二反、三正」即第一次正轉，第二次反轉，第三次正轉，男性若要瀉，則按摩的順序做「一反、二正、三反」。如果按摩時先正轉，後反轉，為平補平瀉，這就不分男女了。

做湧泉穴氣功按摩，每次轉摩的圈數最多不要超過七十二圈。這是根據調整陰陽的需要而決定的。因為七十二中含有六和九的若干倍數，因為六屬陰、即所轉圈數為六的倍數時，可以調動人體的陰經；九屬陽即所轉圈數為九的倍數時，可以調動人體的陽經。為調整陰陽每次轉摩的圈數，可以選用三十六、六十或七十二圈。在同一天裡，各次圈數要一致。每做完轉摩之後，都要將右手的內勞宮穴對準湧泉穴，做三個氣呼吸（即鼻吸口呼，防癌者先呼後吸，癌症病人則先吸後呼）。連續做三轉，左腳湧泉穴按摩畢。

⑵右腳湧泉穴按摩法：

右腳湧泉穴的按摩方法，基本上與左腳相同，只是按摩的轉動方向相反。

右腳湧泉穴按摩後，將右腳放回地上，坐平正，雙手再慢慢轉移到中丹田，意念也轉守中丹田，開始做中丹田三開合，及中丹田三個氣呼吸。

隨後，兩手緩緩放在大腿上，舌尖離開上腭放回原處，稍停片刻，再慢慢睜眼，即可以自由活動了。如果是在床上，按摩之後最好睡覺；如果要下床走動，需要先休息十分鐘。湧泉穴按摩可以作為一個獨立功目做，也可以作為一個輔助功目做。應在練完其他功目十分鐘之後才能練。與頭部按摩要間隔一～二小時，婦女月經期，應暫停練此功目。

練此功時，切忌用力，如果用力或手法過重，會引起血壓上升、失眠等副作用。同樣，數數時也要掌握「不盯、不追、不抓」和「若有若無，似守非守」的意念活動功法。如果數數時，次數偶然略多或少於所選的額定數時，也無妨。總而言之，要鬆靜自然；按摩不要重，意念活動不要緊張。

Ⅲ、**醫療效應：**湧泉穴按摩主治心神驚恐，舌乾咽腫、咳吐帶血，腰中疼痛、大便難，胸肋滿悶、頭痛目眩、身項痛而寒酸，腎積寒、腎氣虧損、飢不嗜食、足下冷至膝、小便不利、心紋痛等。可以促進心腎相交，滋養五臟六腑，起到防治疾病作用。

第七章

練功中出現偏差怎麼辦

練功者在練功過程中，都有可能出現各種特有的反應。屬於正常反應範圍之內的，我們稱它為正常效應；屬於異常反應的，我們叫做練功偏差。一般地說，只要能夠正確地領會練功要領，嚴格按照功法進行鍛鍊，在練功過程中都能出現正常效應；只有當練功者違反功理功法，盲目冒進，才會產生某些異常反應。如果在練功中由於不得要領，一時出現一點偏差，也不必疑慮重重，是可以糾正過來的。

一、什麼是正常效應？

氣功療法中帶有普遍性的正常效應，有以下幾種：

㈠、多數練功者，練功幾天或一個時期之後，身上會出現一些「內氣」傳動感，有的手部有發熱發麻的微弱的電傳感，有時皮下產生像蟲爬似的蟻行感。這種感受在胳膊、腰腿部及全身都有可能出現。有時也可能出現局部肌肉的微弱跳動感。飢餓欲食，睡眠加深，精神好，周身輕鬆，活動時，骨節有時還會咯咯作響。

㈡、在練功過程中不知不覺地或是明顯地感覺到自己的疾症正在好轉，或是慢慢地消失。覺得身體日益健康。這些都是練功過程中通常出現的正常效應，也是氣功鍛鍊的獨特功效。患有嚴重關節炎或類風濕心臟病和伴有高血壓的患者，練功時有可能從膝部出現「寒風」，刮冷風似地向外冒，這也是一種正常反應。

㈢、練功愈久積功愈深，「氣」環流周身，「氣」到三處，溫暖舒適，輕鬆愉快，全身會有無所不適的感覺。

二、練功中出現偏差怎麼辦？

練功中出現偏差的表現形式和原因是多種多樣的，下面分別舉例說明：

㈠、練功後，有人感覺腳跟疼。這主要是練風呼吸法行功及快步行功時，腳跟著地太重引起，而這種痛感阻礙「內氣」的產生和正常運行。

改正方法：在練各種行功的過程中，腳跟著地一定要輕輕地，像腳踩在海綿上一樣地行走，就不會出現腳跟疼。如果腳觸地面時，咚咚作響，這是肯定要出偏差的。

㈡、在練功過程中，有人出現了鼻道疼痛或是同時伴有頭痛腦脹的現象。這是因為在做風呼吸法時，鼻吸鼻呼過於用勁造成的。糾正的辦法：練風呼吸法時，一定要嚴格按照功法要求去作。呼吸時，以自己剛剛能聽到自己的氣息出入的「風聲」為度。不用勁、不急、不慢、以自己感覺舒適為度，要使氣息自然的通行，如果感覺不舒服，可先採用「忘息」法，緩解一下。同時要注意全身放鬆，呼吸與肢體運動的鬆靜結合。

㈢、有的人練功時兩臂與肩發疼。

產生這種現象的原因，是練功時姿勢僵硬，擺動臂與平時過於用勁而造成。因它易損傷神經。正氣損傷，邪氣致盛，肩臂自然疼痛。

要想避免這種現象，一定要按照「圓、軟、遠」三字訣和意、念、活動的功法要領去作。「導體令柔、調氣令和」，「鬆靜自然」才會使氣順體柔，百脈暢通。

㈣、為什麼有人在練功時會出現頭痛或偏頭痛現象？

這是因為練功時，意念活動的功法沒有掌握好。有時是由於天柱兩條筋脈發硬引起的。

糾正的方法是練功時頭要隨著肢體運動而擺動，脖子不能僵死不動。此外，還可以運用氣功按摩的方法加以糾正。即雙手拇指、食指、中指從下往上順督脈捏天柱。上下反覆共捏九次，一天可作三、四遍，每遍要反覆捏天柱九次。捏完天柱之後，雙手回到中丹田作三開合和三個氣呼吸。

㈤、在練功時，突然受外來的驚擾，產生心慌心跳怎麼辦呢？

首先要鎮定精神，盡力排除驚恐不安的情緒，待精神略有好轉時，開始慢慢地作一套包括四個方位（東、南、西、北）的升降開合鬆靜功，再將意念轉回中丹田，即可排除驚嚇等副作用，在這之後才能睜開眼。

㈥、練功時，雖沒受驚，也產生頭暈心跳、心慌的現象。這是因為，練功時間安排過於緊張，休息不夠，內部氣血虧損，身體虛弱而引起。

為了避免這種現象，練功者應按照循序漸進的原則安排練功的時間，注意適當休息。有時過度飢餓及七情干擾也會引起這種現象。可以先吃些東西或作一套三個丹田開合鬆靜功來解決。

三個丹田開合法的作法與中丹田的開合法基本一樣。先作上丹田印堂穴三開合，再作中丹田（氣海穴）三開合，最後作下丹田（會陰穴）三開合，作完最後的下丹田開合後，再回到中丹田作一個開合後，做中丹田三個氣呼吸。三丹田開合連續作三輪，雜念即可排除，達到心安神靜。

(七)、有的人一練功就想大小便。一方面是由於生理或腎功能方面的病理因素造成；主要是由於寒冷空氣的刺激以及意念活動過於緊張造成的。

糾正的辦法是在練功前，喝水或稀食不要過多，可食少量的麵包、餅乾或饅頭片。應先到廁所去排除大小便；練功時，大腦皮層及全身各個關節和神經系統都要儘量放鬆。

(八)、練功過程中，有人出現打嗝或出虛宮（放屁）現象。這是因為練功者貪食或脾胃不和及消化不良所造成。如果練功時思想上過多地想勢子，意念活動太緊張，特別腰部神經的緊張以及呼吸導引法不正確，也能造成上述現象。

可以由自己按摩中宮穴，（即肚臍）來進行糾正。先將一手的內勞宮穴，對準腹部的中宮穴，將另一手的內勞宮穴疊放在上面。以肚臍為圓心，正反各作十八轉，再作三個氣呼吸。一日三次，每次最好作三輪。但是應當注意飯後不能作腹部的氣功按摩。

(九)、有人出現手腳冰冷現象。這多是因為經脈氣血的運行不通暢，練功勢子呆板僵硬、雜念較多造成的。這種感覺不易使人入靜，也不利身體氣血的自然流通。解決的辦法是適當地增添衣服，維持正常體溫，同時要經常進行氣功鬆腰功的鍛鍊，加強臟腑功能，促進身體氣血的周流。

附：氣功能增強肺癌病人的體質

北京市肺部腫瘤研究所　蔡廉甫　傅忠立　張秀茹

近年來，肺癌的發病率明顯上升，對肺癌的防治早已引起人們的重視。

目前治療肺癌，大都採用手術、化療和放療等方法，但它們也有一定的侷限性。手術對早期病例有良好的效果，但肺癌患者往往早期沒有症狀，不易發現，一旦有了症狀，往往病情已近晚期，大多數已不能再動手術了。進行放療需要根據病灶的部位來決定，多以病灶或受侵的淋巴結比較侷限為其適應症。化療因為藥物的毒性較大，部分病人不能耐受，而有的腫瘤又不敏感，它的使用範圍也受到限制。近年來，又有採用免疫療法，以增強機體的抵抗力，也有採用熱療的。

在臨床上，一般採用綜合療法，將手術、放療和化療等有機的結合起來，取長補短，以爭取較好的療效。

北京市肺部腫瘤研究所外科是面向全國的，各地送來的肺癌患者迫切要求手術治療，心情是可以理解的。但事實上不少患者病情屬中期以後，且體質很差。雖然，我們克服困難，進行手術，切除病灶，但在手術後仍遇到不少問題，有的因體質太差，無法接受放療和化療；有的因手術後極為痛苦，沒有勇氣再堅持其它治療。而氣功能否解決這些問題呢？能否彌補手術、放療、化療等方法的不足呢？

今年，我們選了七個病人，在進行其它治療的同時，主動與郭林女士聯繫，派人教練氣功。每天早晨五點以前起床，選擇空氣新鮮的地方練功，每天堅持四個小時以上，以觀察氣功在這方面的作用。

七個男病人，都已確診為肺癌，平均年齡五十歲，最大是六十三歲，最小的是三十四歲。兩個是腺癌，四個是鱗癌，一個是未分化癌。其中五個已在我院接受手術治療，兩個未能手術，一個因高血壓心臟病，另一個因已有胸水。

這些病人在練氣前，自覺症狀明顯，體質較差。有一位五十七歲的肺鱗癌病人，手術後近兩個月，每頓飯只能吃一兩，稍多吃一點就腹瀉。抵抗力特別差，經常感冒，臥床不起。晚上不吃安眠藥不能入睡。這樣一位老先生，經過一次大手術後已變得弱不禁風。後來，我們勸他練氣功，開始他不相信，試了幾天，逐漸嘗到氣功的甜頭，堅持練了三個月，出院時，飲食已正常，每餐能吃二、三兩，體力增強，不再感冒，晚間能自然入睡，不需要服安眠藥，上下樓已不覺氣短。

又有一位五十六歲的肺鱗癌患者，入院時腫瘤已經長得很大，為給他多保留一點肺組織，大夫千方百計，想方設法，只給他切除了右肺上葉。但四個月後，病灶復發，痰中又出現鱗癌細胞，再次住院，做右側餘肺切除和縱膈淋巴結清掃，手術後痰內癌細胞消失，病人很高興。但因為半年內歷經兩次大手術，精神和體力都很差，吃飯時無食慾，經常感冒、發燒，貧血，剛練氣功時還氣短，渾身沒勁，走一、二里路就發喘，堅持三個月練氣功以後，這些情況有了明顯好轉，現在有勁了，走七、八里路也不喘了，吃東西比以前多了，睡眠也改善了，每天都是四點多鐘起床，也不感冒。出院時，他激動地說：「氣功是中國醫學的組成部分，中西醫結合治肺癌方向對，實踐證明手術後練氣功是非常好的。」

所有七個肺癌病人通過三個月練氣功，自覺不適症狀都有明顯的好轉，而在改善睡眠，增進食慾，預防感冒，增強體質，恢復體力等方面尤為明顯。

在七名肺癌病人練氣功前後，我們都給他們照了胸片。以便進行對比，兩位沒有動手術的病人，腫瘤陰影沒有擴大，已做手術的五位病人，X光片上沒有發現新病灶。

我們對他們的經絡進行測定，諸經井穴熱敏感反應，在練功後均較練功前普遍增高，反應時間縮短，而以患側肺經最為明顯。練功前，諸經原穴電位相差懸殊，經三個月練功後再行測定，則較前平衡。經絡測定可以反映激發經氣和通調氣血的情況。

我們還作了幾項免疫測定，免疫球蛋白和玫瑰花試驗未見明顯變化。在做植物血凝素皮膚試驗（亦叫PHA皮膚試驗）時，七名病人中，除一名練功前後都無反應外，有二名在練氣功前無反應，練氣功後有了反應，而其他四名病人均較原有水平有所提高。PHA皮膚試驗可以反映病人的機體內部的細胞免疫功能狀況。

七個病人中有兩個病人在練功前白細胞偏低，一名偏高，練氣功三個月後都已正常，其他病人練功前後都在正常範圍之內。

當然，觀察的時間尚短，僅有三個月，病例也還少，我們今後還要繼續觀察下去，但從初步情況看來，氣功能增強肺癌病人的體質，有利於肺癌的治療，似乎已無庸置疑。

（原載《體育報》一九八〇年七月二日）

附：典型病例摘編

病例一

患者：高××，男　五十九歲，中國人民解放軍海軍政治部文化部副部長

臨床表現：一九七六年七月感到胸部不適，咳嗽，胸透發現右肺門內側可見拇指大的致密陰影。

病理診斷：右肺門淋巴腺癌轉移。（詳見中國人民解放軍總醫院手術記錄）

病案號：三〇一醫院五六一五三　住院號一八〇六〇〇

中西醫檢查、治療情況：一九七六年八月三十一日在三〇一醫院開胸檢查，發現肺縱隔淋巴轉移，已是晚期無法手術，不能作病灶切除；縫合後，只好放療和化療，但因患者體質虛弱，以致化療中白血球明顯下降，血沉加快，血小板低。

一位癌症病人練氣功以後……

葛　嫻

一天晚上，我們去看高××先生，他從屋裡熱情地迎出來。步履穩健，容光煥發。看到高××先生現在的神態，不由想起第一次見到他時的情景。那是兩年前的一天凌晨，在公園的樹叢中，一些癌症病人正在練氣功，高××坐在石凳上休息，臉色有些蒼白，不很瘦，但顯得孱弱。那時，他練氣功已一年多。他告訴我：「練氣功體質強多了，但還要經過時間的考驗。」

我們都為高××先生身體康復而高興。他笑著說：「我也覺得現在的體質比發現肺癌以前還要好些。我原來身體的底子並不好，練氣功以後，從外表看，好像從沒有這麼好過。」

高××先生給每個人倒上茶，高興地說，他每天三點多鐘天不亮就起床，四點左右出外練氣功，一天要練四、五個小時。

「工作能堅持嗎？」

「有時，晚上還有人找談工作哩！」果然，他話沒說完，電話鈴就響了。

接完電話我們請他談談治病的情況。

高××先生略加思索後說道：「我的肺癌一九七六年七月就確診了，可是醫生和同事們都瞞著我，說是良性瘤。但很快我發現有些跡象不對頭，有的醫生給我看病寫病歷時，老用手把前面寫的遮著……，我感到這不是個好事。這段日子我心裡最不踏實。」

「九月底我找機會看了病歷，知道我是肺癌，而且是晚期了。我知道了真實情況，心裡反倒坦然了，豁出去，頂多不就是一個死嗎？在戰爭年代我本來就是幸存者。但這時，我想得更多的是如何頑強地活下去，因為還有許多工作要做。」

高××先生呷了口水，又繼續說道：「放療和化療以後，我身體比較虛弱，不想吃飯，一頓只能吃一兩，晚上只能睡四、五個小時，還得醒幾次。特別是化療後，轉氨酶高了，下肢腫了，頭疼，頭暈，白血球最低時降到三千。」

「您怎麽想到去練氣功的呢？」

他笑了笑說：「同事們對我很關心，給我介紹了許多辦法。一天，我們單位有位同事勸我去練氣功。我對氣功很陌生，聽聽就算了。第二次她又來說：「有的癌症病人是用氣功治好的。」我疑惑地問：「確有其人嗎？你到底見過沒有，能講一兩個事例嗎？」過了幾天，他從郭林老師那兒拿來一本材料，我翻了翻，裡面有講氣功為什麽能治癌的道理，還有一些具體病例。就是這些典型的病例吸引了我。我又進一步作了了解，才決定去試試。」

高××先生追憶了第一天去學氣功時的情景。那是一九七七年五月八日早晨，那位同事陪著他，帶上小板凳（準備練功累了坐的），到公園去。高××見到郭林，第一句話就說：「我是『逼上梁山』來的，既然來了，我就要認真練下去。」

從那天以後，在龍潭湖畔的小松林下，高××先生開始用郭林教的氣功與癌進行搏鬥。初練時，他走二百多步，非常吃力，上床腿抬不起來，要爬上床去睡。但他堅持著練，三百步，四百步……。他說：「現在，我每天練功要走一萬步以上。」有人插話：一萬步約七千米，合十四里了。他說：「按步子大小，沒有那麼多，但是，我練的是風呼吸法的快步行功，所以活動量比一般步行要大得多，但我並不覺得累。」

高××先生詳細談了練功後的效果：「兩周後睡得實了，三、四個月後，飯量增到每頓三、四兩。放射性肺炎也好了，下肢也慢慢消腫，像肝功能、血象等都轉為正常。發現肺癌前，老是感冒，現在刮風下雪都在外邊練氣功，近三年僅僅感冒過一次。」

「當我去醫院復查時，第一年醫生見到我說：『不簡單。』第二年說：『真不簡單。』第三年：『真是奇跡！』現在，已經是第四年了。……」高××先生的眼睛裡射出了喜悅的光芒。

他的談興未盡，我們看錶已經有兩個多小時，就告辭了。他送出門時說：「氣功延長了癌症病人的壽命，很值得探討和研究。」……我們都點了點頭。我又想到，應當再去請教給高××看病的醫生，他們對這個問題又是怎樣看呢？

（原載《體育報》一九八〇年六月十八日）

病例二：

患者：江瑜書　女　四十二歲　中國科學院力學研究所助理研究員

臨床表現：一九七五年五月二十七日，偶然發現右乳下有大小約一點五公分的腫物。
病理診斷：右乳腺癌復發轉左乳淋巴。（詳見北醫附屬一院病理檢查報告及病案照片）
病案號：北醫一院七三四三〇五〇　病理報告單六八一
檢查及治療情況：
一九七五年五月二十七日在北大醫院進行了右乳癌根治手術。一九七七年四月，因乳癌轉移又進行第二次手術，將雙側卵巢切除，並進行放療和化療。
練功後及現在情況：
一九七七年七月二十二日開始練氣功。練功後原已轉移到左乳及胸骨前的病灶停止發展，在放療和化療過程中，所出現的食慾差，睡眠不好，全身乏力的症狀消失，感到精力充沛，吃得香，睡得好。血象正常。早已上全日班。
患者住院進行放療期間，吃了好多補血的中、西藥，血小板維持在十萬多一點，白血球五千左右。由於患者練新氣功療法，沒有吃多少補血的中、西藥增強了她本身免疫抗癌能力。據北大醫院腫瘤科許佐艮大夫說：患者練功後的巨噬細胞活力比別人強，在顯微鏡下觀察，吞吃癌細胞的能力強。
患者自述：一九七五年我患了乳腺癌，當時也曾聽說過一位華僑老太太用新氣功治癌症，我當時還處在第一期，也不相信氣功可以治癌症，所以也沒有去找。到一九七七年復發，確定是對側淋巴轉移，病情很重，所以，只要聽說有一線希望我就到處奔跑。這時聽一個病人介紹氣功可以治癌症。我先生陪著我去找郭林老師學習新氣功。到現在已經兩年多了，從來沒間斷過一天，不管刮風下雨，每天都堅持練功，從不間斷。練功成為我生活中的重要部分。每天上午要作五、六小時的氣功。

我所還有一個患乳腺癌的同事，大夫認為她的情況比我還好些，能活兩年多，後來她作氣功，沒有堅持，結果兩年時間不到就死了。力學所的同事看到這個對比，特別鼓勵我練功。

練功對我來說，收穫很大。我覺得一到了公園，精神馬上就得到了解放。有些人病比我還重，但大家有說有笑，別人看到了根本不知道我們是早已「被判了死刑」的人。

我是放療以後練氣功的，我兩次動大手術，而且放射高達一萬八千，體質很弱，晚上睡不著覺，也不想吃，但練功兩個星期以後，最明顯的是我吃得下飯了。睡覺也明顯好轉，雖然當時四害橫行，遇到干擾頂大，不管別人怎麼說，反正我覺得氣功有效，我就堅持認真地練。

由於我在化療中結合練氣功，所以我的白血球一直在四千以上，血小板一直在十萬以上，化療順利進行了一個療程。結束時，醫生給我做「吞噬細胞」實驗，發現雖然化療殺傷細胞很厲害，只有兩個活細胞，但我並沒有感覺異樣和不適，這是練新氣功的結果。又過了一個時期，大夫給我做了吞噬細胞mt，雖然指標不高，但吞癌細胞的能力比別人強。按照病理分類，我是一個第三、四期的晚期病人，三至六個月要大爆發，但到現在已經三年多，能維持到現在這個樣子已經不簡單了。現在，我感到自己健康情況挺好，這是綜合治療的結果。但郭林老師的新氣功，其中的一個重要措施。我在放療結束時，還留有一個約有一厘米大的腫瘤，醫生說有復發的可能性。現在不僅沒有復發，而且老中醫從我的脈象、舌苔來看，說：「你真不簡單！」

另外，我覺得做了新氣功以後很奇怪，連小毛病也不知不覺地好了，像牙出血，以前經常發生，現在再也沒有這個現象了；過去經常心跳、心動過速，做了氣功之後也好了，過去我的神經官能症比較嚴重，晚上老是睡不好覺，現在也好了。我本來經常嗓子痛，練氣功有了口水，咽了口水，嗓子也不痛了。我的體會是練氣功不僅可以治好癌症，而且能治許多病，但貴在堅持。因此練氣功要樹立「三心」（信心、決心和恆心），要堅持到底！

（在一九七九年六月十七日新氣功療法治癌座談會上的發言）

病例三：

患者：楊新菊　女　四十四歲　北京玉器廠工人

臨床表現：一九五九年產假後右側半身關節疼，漸至全身關節疼，曾用針灸治療。一九六九年症狀加重，全身關節紅腫疼痛。六九年十月至十二月，住天壇醫院治療，用激素控制了發燒，初步印象為「膠原病」。七十年四月又因發燒在同仁醫院住院治病。血沉四十至五十㎜／小時，服激素，最高每日服用十二片。病狀好轉後，十一月二十日出院，但仍用激素維持，日服六片。一九七〇年曾服過中藥。但上肢有零點五公分皮疹，左腹內側有大片紅斑。

病理診斷：兩肺符合紅斑狼瘡改變

病案號：同仁醫院三〇三二九八三

檢查治療情況：從一九六九年冬天得了紅斑狼瘡病，到練功前的兩年多，一共住了三次醫院，一直服激素，最多一天吃十二片，但有時還發高燒最高達到四十一度，身體越來越壞。

練功後及現在情況：一九七二年三月開始用新氣功療法治療。練功後一個多月，症狀好轉，關節痛減輕，練功兩個月以後，停用激素，仍配服中藥，這時不發燒了，全身關節也不再疼；血沉也慢慢正常，降為三㎜／小時。七六年以後，中西藥物全部停用，至一九七八年五月全身關節疼、皮膚發癢也好了，紅斑和腫塊全部消失、食慾好，體重增加、精力充沛，開始上半班，隨後又能堅持上全日班工作。從七十二年三月至七十九年底，堅持練功七年多，健康情況一天比一天好，連感冒也不易得。

患者自述：

我是在一九六九年開始發現患了紅斑狼瘡疾病的。開始認為是風濕性關節炎，後來由於發高燒，渾身疼，兩個膝蓋紅腫，人幾乎動不了，只好又住了院。經趙炳南老大夫確診，說是陽性紅斑狼瘡。從此住院服中藥及激素治療四個月。沒想到，兩年後，病又復發了，只好又住院，進行大劑量激素治療，但是激素吃多了，心裡發慌，飢餓感很折磨人，而且療效越來越不明顯了，眼看人不行了，只好把治病的希望放在練氣功上。我練的是五禽戲及風呼吸法，五個月，血沉就正常了。

但是，要堅持練好氣功真是不容易！有一次我又不想練了，郭林老師又派人來找我去。我對老師說：「我不想練了，死了就死了！」老師說：「你年紀輕輕，怎能這樣想呢？你還要為兩個孩子著想嘛！你練吧！練了一定會好的」，我聽說能治癒，就增加了信心，老師還親自給我選題，讓我練功時總想：「練功練得好，死不了！」後來我就守著這個題練，效果越來越大，終於堅持下來。

我身體越來越好了，人們都說我的臉色紅潤，比健康人還健康，我也早已上全天班。我現在仍堅持練功，練功的思想反覆過程和實踐經驗說明：只要有信心，堅持氣功鍛鍊，相信新氣功療法能治好自己的病，就一定能收到效果。

病例四：

患者：岳榮富　男　四十二歲　南京工學院教師

臨床表現：既往體健。於一九七八年五月中旬體檢胸透，發現右下近肺門處球形病塊，並攝片，由肺門斷層照像證實。

病理診斷：右肺中心型肺癌（即未分化細胞型腺癌）

病案號：南京軍區醫院、三〇一醫院、三〇七醫院一七七七九八・九六一九

檢查、治療情況：一九七八年六月五日在南京軍區總醫院開胸檢查，所見脾瘤位於右肺門處大小約七乘八公分，其後肺門及前上肺門，縱膈多個轉移淋巴結，如鷄蛋及核桃大小，有肺動脈主幹上下腔靜脈，支氣管均包繞於腫瘤內，上腔靜脈部分梗阻，不能作切除術。

七十八年六月二十一日在北京日壇醫院由放療科大夫判定，三個月活不了。六月二十六日在三〇一醫院胸科診斷，主任大夫亦作同上判斷。六月二十六日至八月二十四日在三〇一醫院作加速放射治療，總量為六千拉特。

練功後及現在情況：患者一九七八年八月二十六日開始練新氣功。練功後，食慾良好，睡得也好，血象漸趨正常，體重增加十斤左右。從開胸檢查後練功至今已經一年多，存活期已大大超過了「三個月活不了」的判斷。而且健康已恢復。

一九七九年六月二十日，經中國人民解放軍第八一醫院X線（X線號：六八九七〇，住院號：一一七六六四）攝片檢查，認為原右側肺門區陰影，病灶明顯吸收，肺門影較前清晰。

南京工學院教師、右肺中心型肺癌患者岳榮富的太太劉順美給郭林老師的信摘錄：

我先生岳榮富，從北京回來後病情仍處於穩定。無復發轉移現象。精神好，體力除夏季

炎熱有些疲倦，目前已有好轉，食量好，日達一斤餘。保持了原有一百六十斤體重。

老岳之所以能獲得較好的療效，因為他堅持了中、西醫綜合療法，精神上沒有被晚期肺癌所嚇倒，更主要的是長期堅持不懈，每天保證了五小時左右的新氣功療法。

癌症是當今世界人們極為重視和極為懼怕的不治之症，而肺癌又是癌中之癌，老岳所患的未分化小細胞型的細胞類型亦是肺癌中之癌，患此症達百分之九十八以上短期內，即三至六個月內死亡。岳榮富初來北京時，轉家們亦給他判為三至六個月內的結局。但是，現在已二十七個月，而且活得很好。他的治療方法和其他患者相同的是中、西兩法。但他仍能取得較好的療效，是因為他學習和掌握了「新氣功療法」這一法寶。亦是專家們疑惑不解之謎。

由於您傳授給我們的新氣功療法，我們全家得到了拯救，怎麽能不由衷地感激您老人家。

編者按：據我們了解，岳榮富先生至今身體仍很好，他的病例在南京影響很大，很多人都去向他學功。

病例五：

患者：鄭廣權　男　四十四歲　北京重型電機廠幹部

臨床表現：一九七六年六月發現左頸淋巴結有八個大小為〇•五至一•五公分的腫物，雙側腹溝溝三個大小為〇•五至一•五公分的腫物，逐漸擴散到右肺肺門及全身各淋巴。一九七六年六月住院，作化療放療三個月，身體很虛弱，曾休克經急救才脫險。

病理診斷：惡性淋巴肉瘤

病案號：中國人民解放軍三〇七醫院八三三五，中國人民解放軍八一醫院一一七六六四

檢查及治療情況：在三〇七醫院化驗：血色素十點五，白血球：五〇〇〇；丙谷轉氨酶七五〇〇，黃膽指數五十單位。X線檢查，右上縱膈有腫大淋巴累及。

練功後及現在情況：一九七六年十月開始練新氣功。在放療、化療過程中所引起的食慾不振、噁心、嘔吐、身體虛弱，肝脾腫大的症狀消失。擴散到全身及新生出來的腫瘤逐漸變小、變軟消失，各項化驗指標正常。七十七年四月開始半日工作，七十七年十月就全日工作了，至今仍堅持練功，精力充沛，身體一天比一天好。

患者自述：

我一九七五年發現左腿鼠蹊溝長了一個疙瘩，到年底，疙瘩越來越大，一九七六年一月在北大醫院住院並作了手術。當時被誤診為慢性淋巴增生，看來很樂觀。但是，還沒出院就在原手術處和頸部、腋下又都出現了疙瘩。主治大夫感到很突然，本來手術切除了十五個，結果不到一個星期又出現二十多個。什麼藥都用了，腫瘤繼續增加，我又到日壇醫院去看，一檢查是癌。我一聽腦袋就大了。在門診作了兩個月的化療，雖然控制住，但是消不掉。七十六年六月又住進了三〇七醫院，作化療、放療三個月。化療把身體搞得很虛弱，吃不下東

西，休克在床上，大夫們嚇壞了。恢復了一段又進行放療。此時我發現三〇七醫院，有幾個病友在作氣功。聽人家說新氣功能治病，我半信半疑地想學，七十六年十一月我開始學練新氣功。練功之後，效果很好，吃飯香，睡覺好。三個月後，腋下的瘤子消失了。七十七年二月第二次作化療時，由於我練了氣功，感覺就不一樣了。從始至終，飯量沒有減下來，一頓飯能吃八個包子，醫院裡感到奇怪：別人都吃不下飯，還吐，你怎麼吃這麼多啊？血象也還正常。七十七年八月作第三次化療，這次有了問題，肝功能不正常，脾也大。醫生說「必須把脾切掉」，並要我馬上住院，我猶豫不定，不想動手術，決定進行氣功治療。一九八〇年一月又到三〇七醫院檢查，發現肝和脾已經縮小了，而且縮得很快。

從七十六年十一月練功後，使擴散到我全身的瘤子，計頸部五個，腋下二個，胳膊肘二個，原刀口處新長出的幾個，都消失掉了。左腿根部下側新長出來的雞蛋大的瘤子，也變軟、變薄。放療化療中的胸部憋氣痛感也消失了，血小板保持十三萬左右，白血球一直保持在五千左右。曾一直患有的過敏性鼻炎及肝炎也完全好了。

到了三〇七醫院，三〇七也認為我這樣的病例是個奇跡！因為按他們講，這個手術要是不拿的話，就很糟了。像什麼門脈高壓呀，大出血呀，很嚴重。當時認為沒有別的辦法，只有把脾拿掉，由於我下不了決心，我自知我還有慢性肝炎。所以才沒動手術。

像我這樣的病症能夠活到今天，的確是個奇跡。對淋巴肉瘤我是不懂的，大夫卻知道，這個病痊癒的不多，死忘率極高，我就知道堅持練功。我從一九七六年到現在一直堅持練，感覺挺好。老師說練功是挺苦的。平時還好，特別是刮風、下雨時。可是我堅持下來了。我是對氣功越來越有興趣，越來越有信心了，一天也離不開了。到現在我所有的瘤子都沒有了，而且肝、脾也都正常了。七十七年十月開始上了全班。而且現在精力很充沛。像我這樣的人能活到今天是很不容易的。有的身體比我好，九月份出院，十一月份就死了。據大夫講，淋巴肉瘤是癌中之癌，要是開刀，早就完了。我是用郭林氣功挽救過來的人，在我身上反映了新氣功的威力。

（在一九七九年新氣功療法治癌座談會上的發言）

病例六

患者：孫× 男 四十五歲 北京第二外國語學院幹部

臨床表現：患者於一九七九年六月發現進食困難。九月經朝陽醫院檢查發現食道中段鋇餐通過阻塞，病灶長達十一點五公分，白血球一萬一千一百，轉日壇醫院，不能手術，到北京醫院照像，病變區已經潰爛，飲食難進，連喝水也十分困難。

臨床診斷：北京朝陽醫院一一五九四三，北京醫院八六三二七

檢查及現在情況：

一九七九年十月在北京醫院進行放療。一個半月，同時服中藥，患者仍感咽乾、進食不適。一九八〇年二月十五日，開始練防癌治癌功。練功以後，自己感覺身體迅速好轉，慢慢地能進食了，睡眠也好。至六月二十五日去北京醫院檢查，胸透正常。X光片報告：胸雙肺紋理增強，未見轉移病灶，心肺正常。九月二十四日拍食道片，發現病灶已經消失。X光片報告：上消化道雙重透影，食道鋇劑通過順利，邊緣光擴張度好，病變區已恢復正常。現已恢復工作，仍繼續進行氣功鍛鍊。

生命的奇緣

——我練氣功治療自己食道癌的切身體驗

北京第二外國語學院　孫×

一九七九年九月，突然間，我生命垂危。因為食道鋇劑造影顯示出我患了食道癌，長十一•五公分、病變區呈糜爛狀，不僅咽食哽噎，而且有穿孔衝破管腔外側大動脈的危險。醫生瞞著我，悄悄地把實情告訴我的親屬，他們揮淚不止。我自己也意識到生命將終，十分絕望。

正是山窮水盡之時，不能坐以待斃，又懼怕死於手術台，家屬奔走四方，哀告親友，乞求於各大小醫院、走訪各界病友，希望能找到一個挽救我生命的法子。因為就診的大夫說：「病灶超過了八公分，成活率不高手術已經不能作了。」幸好有北京醫院的醫護人員，熱情給我進行放射劑量七千，飲食方面也多方配合，病未顯示異常變化，病變區增殖物逐漸萎縮下去。但被殺死的活躍細胞甚多，白血球曾降至二千八百。當時，我身上潛藏的癌還沒有消滅淨盡，而且還時常發動襲擊，使我感到原病灶輻射區疼痛，這就很有導致原病灶的復發、擴散、轉移的可能。同時嗓子裂痛，身體仍極度虛弱，常發生傷風感冒等多種疾病，行路需人攙扶，走不到一百公尺就要休息一陣子……，否則，天旋地轉，體力不支。

在走投無路的情況下，我於一九八〇年二月，找到了著名的氣功家郭林老師，開始運用新氣功防治癌症療法醫治我的癌症。在郭林老師及其氣功輔導員先生的幫助下，每天練習氣功，白血球由二千八百上升至四千六百，之後六千二百，七千三百，七千五百，體重由一百一十二市斤增加至一百三十四市斤，病變區已恢復正常，最近原病變區及其周圍，通常感覺舒適，現已經上班工作了，戰鬥在為我國四個現代化培育人材的教育戰線上。

編後記

本書在編寫過程中，承北京氣功研究小組林佳、張加華、蔡文等先進熱情協助，在此謹表謝意。

大展出版社有限公司
品冠文化出版社

圖書目錄

地址：台北市北投區(石牌)
致遠一路二段 12 巷 1 號
郵撥：01669551＜大展＞
19346241＜品冠＞
電話：(02) 28236031
28236033
28233123
傳真：(02) 28272069

・少年偵探・品冠編號 66

1.	怪盜二十面相	（精）	江戶川亂步著	特價 189 元
2.	少年偵探團	（精）	江戶川亂步著	特價 189 元
3.	妖怪博士	（精）	江戶川亂步著	特價 189 元
4.	大金塊	（精）	江戶川亂步著	特價 230 元
5.	青銅魔人	（精）	江戶川亂步著	特價 230 元
6.	地底魔術王	（精）	江戶川亂步著	特價 230 元
7.	透明怪人	（精）	江戶川亂步著	特價 230 元
8.	怪人四十面相	（精）	江戶川亂步著	特價 230 元
9.	宇宙怪人	（精）	江戶川亂步著	特價 230 元
10.	恐怖的鐵塔王國	（精）	江戶川亂步著	特價 230 元
11.	灰色巨人	（精）	江戶川亂步著	特價 230 元
12.	海底魔術師	（精）	江戶川亂步著	特價 230 元
13.	黃金豹	（精）	江戶川亂步著	特價 230 元
14.	魔法博士	（精）	江戶川亂步著	特價 230 元
15.	馬戲怪人	（精）	江戶川亂步著	特價 230 元
16.	魔人銅鑼	（精）	江戶川亂步著	特價 230 元
17.	魔法人偶	（精）	江戶川亂步著	特價 230 元
18.	奇面城的秘密	（精）	江戶川亂步著	特價 230 元
19.	夜光人	（精）	江戶川亂步著	特價 230 元
20.	塔上的魔術師	（精）	江戶川亂步著	特價 230 元
21.	鐵人Q	（精）	江戶川亂步著	特價 230 元
22.	假面恐怖王	（精）	江戶川亂步著	特價 230 元
23.	電人M	（精）	江戶川亂步著	特價 230 元
24.	二十面相的詛咒	（精）	江戶川亂步著	特價 230 元
25.	飛天二十面相	（精）	江戶川亂步著	特價 230 元
26.	黃金怪獸	（精）	江戶川亂步著	特價 230 元

・生活廣場・品冠編號 61

1.	366 天誕生星	李芳黛譯	280 元
2.	366 天誕生花與誕生石	李芳黛譯	280 元
3.	科學命相	淺野八郎著	220 元

4.	已知的他界科學	陳蒼杰譯	220 元
5.	開拓未來的他界科學	陳蒼杰譯	220 元
6.	世紀末變態心理犯罪檔案	沈永嘉譯	240 元
7.	366 天開運年鑑	林廷宇編著	230 元
8.	色彩學與你	野村順一著	230 元
9.	科學手相	淺野八郎著	230 元
10.	你也能成為戀愛高手	柯富陽編著	220 元
11.	血型與十二星座	許淑瑛編著	230 元
12.	動物測驗—人性現形	淺野八郎著	200 元
13.	愛情、幸福完全自測	淺野八郎著	200 元
14.	輕鬆攻佔女性	趙奕世編著	230 元
15.	解讀命運密碼	郭宗德著	200 元
16.	由客家了解亞洲	高木桂藏著	220 元

・女醫師系列・品冠編號 62

1.	子宮內膜症	國府田清子著	200 元
2.	子宮肌瘤	黑島淳子著	200 元
3.	上班女性的壓力症候群	池下育子著	200 元
4.	漏尿、尿失禁	中田真木著	200 元
5.	高齡生產	大鷹美子著	200 元
6.	子宮癌	上坊敏子著	200 元
7.	避孕	早乙女智子著	200 元
8.	不孕症	中村春根著	200 元
9.	生理痛與生理不順	堀口雅子著	200 元
10.	更年期	野末悅子著	200 元

・傳統民俗療法・品冠編號 63

1.	神奇刀療法	潘文雄著	200 元
2.	神奇拍打療法	安在峰著	200 元
3.	神奇拔罐療法	安在峰著	200 元
4.	神奇艾灸療法	安在峰著	200 元
5.	神奇貼敷療法	安在峰著	200 元
6.	神奇薰洗療法	安在峰著	200 元
7.	神奇耳穴療法	安在峰著	200 元
8.	神奇指針療法	安在峰著	200 元
9.	神奇藥酒療法	安在峰著	200 元
10.	神奇藥茶療法	安在峰著	200 元
11.	神奇推拿療法	張貴荷著	200 元
12.	神奇止痛療法	漆 浩 著	200 元

・常見病藥膳調養叢書・品冠編號 631

1.	脂肪肝四季飲食	蕭守貴著	200 元
2.	高血壓四季飲食	秦玖剛著	200 元
3.	慢性腎炎四季飲食	魏從強著	200 元
4.	高脂血症四季飲食	薛輝著	200 元
5.	慢性胃炎四季飲食	馬秉祥著	200 元
6.	糖尿病四季飲食	王耀獻著	200 元
7.	癌症四季飲食	李忠著	200 元

・彩色圖解保健・品冠編號 64

1.	瘦身	主婦之友社	300 元
2.	腰痛	主婦之友社	300 元
3.	肩膀痠痛	主婦之友社	300 元
4.	腰、膝、腳的疼痛	主婦之友社	300 元
5.	壓力、精神疲勞	主婦之友社	300 元
6.	眼睛疲勞、視力減退	主婦之友社	300 元

・心 想 事 成・品冠編號 65

1.	魔法愛情點心	結城莫拉著	120 元
2.	可愛手工飾品	結城莫拉著	120 元
3.	可愛打扮 & 髮型	結城莫拉著	120 元
4.	撲克牌算命	結城莫拉著	120 元

・熱 門 新 知・品冠編號 67

1.	圖解基因與 DNA	（精）	中原英臣	主編	230 元
2.	圖解人體的神奇	（精）	米山公啟	主編	230 元
3.	圖解腦與心的構造	（精）	永田和哉	主編	230 元
4.	圖解科學的神奇	（精）	鳥海光弘	主編	230 元
5.	圖解數學的神奇	（精）	柳 谷 晃	著	250 元
6.	圖解基因操作	（精）	海老原充	主編	230 元
7.	圖解後基因組	（精）	才園哲人	著	230 元

・法律專欄連載・大展編號 58

台大法學院　法律學系／策劃
法律服務社／編著

1.	別讓您的權利睡著了（1）	200 元
2.	別讓您的權利睡著了（2）	200 元

・武 術 特 輯・大展編號 10

1.	陳式太極拳入門	馮志強編著	180 元

2. 武式太極拳	郝少如編著	200 元
3. 練功十八法入門	蕭京凌編著	120 元
4. 教門長拳	蕭京凌編著	150 元
5. 跆拳道	蕭京凌編譯	180 元
6. 正傳合氣道	程曉鈴譯	200 元
~~7. 圖解雙節棍~~	~~陳銘遠著~~	~~150 元~~
8. 格鬥空手道	鄭旭旭編著	200 元
9. 實用跆拳道	陳國榮編著	200 元
10. 武術初學指南	李文英、解守德編著	250 元
11. 泰國拳	陳國榮著	180 元
12. 中國式摔跤	黃　斌編著	180 元
13. 太極劍入門	李德印編著	180 元
14. 太極拳運動	運動司編	250 元
15. 太極拳譜	清・王宗岳等著	280 元
16. 散手初學	冷　峰編著	200 元
17. 南拳	朱瑞琪編著	180 元
18. 吳式太極劍	王培生著	200 元
19. 太極拳健身與技擊	王培生著	250 元
20. 秘傳武當八卦掌	狄兆龍著	250 元
21. 太極拳論譚	沈　壽著	250 元
22. 陳式太極拳技擊法	馬　虹著	250 元
23. 二十四式/三十二式 太極 拳/劍	闞桂香著	180 元
24. 楊式秘傳 129 式太極長拳	張楚全著	280 元
25. 楊式太極拳架詳解	林炳堯著	280 元
26. 華佗五禽劍	劉時榮著	180 元
27. 太極拳基礎講座：基本功與簡化 24 式	李德印著	250 元
28. 武式太極拳精華	薛乃印著	200 元
29. 陳式太極拳拳理闡微	馬　虹著	350 元
30. 陳式太極拳體用全書	馬　虹著	400 元
31. 張三豐太極拳	陳占奎著	200 元
32. 中國太極推手	張　山主編	300 元
33. 48 式太極拳入門	門惠豐編著	220 元
34. 太極拳奇人奇功	嚴翰秀編著	250 元
35. 心意門秘籍	李新民編著	220 元
36. 三才門乾坤戊己功	王培生編著	220 元
37. 武式太極劍精華 +VCD	薛乃印編著	350 元
38. 楊式太極拳	傅鐘文演述	200 元
39. 陳式太極拳、劍 36 式	闞桂香編著	250 元
40. 正宗武式太極拳	薛乃印著	220 元
41. 杜元化＜太極拳正宗＞考析	王海洲等著	300 元
42. ＜珍貴版＞陳式太極拳	沈家楨著	280 元
43. 24 式太極拳＋VCD	中國國家體育總局著	350 元
44. 太極推手絕技	安在峰編著	250 元
45. 孫祿堂武學錄	孫祿堂著	300 元

46. <珍貴本>陳式太極拳精選	馮志強著	280元
47. 武當趙保太極拳小架	鄭悟清傳授	250元
48. 太極拳習練知識問答	邱丕相主編	220元
49. 八法拳 八法槍	武世俊著	220元
50. 地趟拳＋VCD	張憲政著	350元
51. 四十八式太極拳＋VCD	楊 靜演示	400元
52. 三十二式太極劍＋VCD	楊 靜演示	350元
53. 隨曲就伸 中國太極拳名家對話錄	余功保著	300元
54. 陳式太極拳五動八法十三勢	鬫桂香著	200元

・彩色圖解太極武術・大展編號 102

1. 太極功夫扇	李德印編著	220元
2. 武當太極劍	李德印編著	220元
3. 楊式太極劍	李德印編著	220元
4. 楊式太極刀	王志遠著	220元
5. 二十四式太極拳(楊式)＋VCD	李德印編著	350元
6. 三十二式太極劍(楊式)＋VCD	李德印編著	350元
7. 四十二式太極劍＋VCD	李德印編著	
8. 四十二式太極拳＋VCD	李德印編著	

・國際武術競賽套路・大展編號 103

1. 長拳	李巧玲執筆	220元
2. 劍術	程慧琨執筆	220元
3. 刀術	劉同為執筆	220元
4. 槍術	張躍寧執筆	220元
5. 棍術	殷玉柱執筆	220元

・簡化太極拳・大展編號 104

1. 陳式太極拳十三式	陳正雷編著	200元
2. 楊式太極拳十三式	楊振鐸編著	200元
3. 吳式太極拳十三式	李秉慈編著	200元
4. 武式太極拳十三式	喬松茂編著	200元
5. 孫式太極拳十三式	孫劍雲編著	200元
6. 趙堡式太極拳十三式	王海洲編著	200元

・中國當代太極拳名家名著・大展編號 106

1. 太極拳規範教程	李德印著	550元
2. 吳式太極拳詮真	王培生著	500元
3. 武式太極拳詮真	喬松茂著	

·名師出高徒· 大展編號 111

1.	武術基本功與基本動作	劉玉萍編著	200 元
2.	長拳入門與精進	吳彬等著	220 元
3.	劍術刀術入門與精進	楊柏龍等著	220 元
4.	棍術、槍術入門與精進	邱丕相編著	220 元
5.	南拳入門與精進	朱瑞琪編著	220 元
6.	散手入門與精進	張山等著	220 元
7.	太極拳入門與精進	李德印編著	280 元
8.	太極推手入門與精進	田金龍編著	220 元

·實用武術技擊· 大展編號 112

1.	實用自衛拳法	溫佐惠著	250 元
2.	搏擊術精選	陳清山等著	220 元
3.	秘傳防身絕技	程崑彬著	230 元
4.	振藩截拳道入門	陳琦平著	220 元
5.	實用擒拿法	韓建中著	220 元
6.	擒拿反擒拿 88 法	韓建中著	250 元
7.	武當秘門技擊術入門篇	高翔著	250 元
8.	武當秘門技擊術絕技篇	高翔著	250 元

·中國武術規定套路· 大展編號 113

1.	螳螂拳	中國武術系列	300 元
2.	劈掛拳	規定套路編寫組	300 元
3.	八極拳	國家體育總局	250 元

·中華傳統武術· 大展編號 114

1.	中華古今兵械圖考	裴錫榮主編	280 元
2.	武當劍	陳湘陵編著	200 元
3.	梁派八卦掌（老八掌）	李子鳴遺著	220 元
4.	少林 72 藝與武當 36 功	裴錫榮主編	230 元
5.	三十六把擒拿	佐藤金兵衛主編	200 元
6.	武當太極拳與盤手 20 法	裴錫榮主編	220 元

·少林功夫· 大展編號 115

1.	少林打擂秘訣	德虔、素法編著	300 元
2.	少林三大名拳 炮拳、大洪拳、六合拳	門惠豐等著	200 元
3.	少林三絕 氣功、點穴、擒拿	德虔編著	300 元
4.	少林怪兵器秘傳	素法等著	250 元
5.	少林護身暗器秘傳	素法等著	220 元

6.	少林金剛硬氣功	楊維編著	250 元
7.	少林棍法大全	德虔、素法編著	250 元
8.	少林看家拳	德虔、素法編著	250 元
9.	少林正宗七十二藝	德虔、素法編著	280 元
10.	少林瘋魔棍闡宗	馬德著	250 元

・原地太極拳系列・大展編號 11

1.	原地綜合太極拳 24 式	胡啟賢創編	220 元
2.	原地活步太極拳 42 式	胡啟賢創編	200 元
3.	原地簡化太極拳 24 式	胡啟賢創編	200 元
4.	原地太極拳 12 式	胡啟賢創編	200 元
5.	原地青少年太極拳 22 式	胡啟賢創編	220 元

・道學文化・大展編號 12

1.	道在養生：道教長壽術	郝勤等著	250 元
2.	龍虎丹道：道教內丹術	郝勤著	300 元
3.	天上人間：道教神仙譜系	黃德海著	250 元
4.	步罡踏斗：道教祭禮儀典	張澤洪著	250 元
5.	道醫窺秘：道教醫學康復術	王慶餘等著	250 元
6.	勸善成仙：道教生命倫理	李剛著	250 元
7.	洞天福地：道教宮觀勝境	沙銘壽著	250 元
8.	青詞碧簫：道教文學藝術	楊光文等著	250 元
9.	沈博絕麗：道教格言精粹	朱耕發等著	250 元

・易學智慧・大展編號 122

1.	易學與管理	余敦康主編	250 元
2.	易學與養生	劉長林等著	300 元
3.	易學與美學	劉綱紀等著	300 元
4.	易學與科技	董光壁著	280 元
5.	易學與建築	韓增祿著	280 元
6.	易學源流	鄭萬耕著	280 元
7.	易學的思維	傅雲龍等著	250 元
8.	周易與易圖	李申著	250 元
9.	中國佛教與周易	王仲堯著	350 元
10.	易學與儒學	任俊華著	350 元
11.	易學與道教符號揭秘	詹石窗著	350 元

・神算大師・大展編號 123

1.	劉伯溫神算兵法	應涵編著	280 元
2.	姜太公神算兵法	應涵編著	280 元

3.	鬼谷子神算兵法	應涵編著	280 元
4.	諸葛亮神算兵法	應涵編著	280 元

・秘傳占卜系列・大展編號 14

1.	手相術	淺野八郎著	180 元
2.	人相術	淺野八郎著	180 元
3.	西洋占星術	淺野八郎著	180 元
4.	中國神奇占卜	淺野八郎著	150 元
5.	夢判斷	淺野八郎著	150 元
6.	前世、來世占卜	淺野八郎著	150 元
7.	法國式血型學	淺野八郎著	150 元
8.	靈感、符咒學	淺野八郎著	150 元
9.	紙牌占卜術	淺野八郎著	150 元
10.	ESP 超能力占卜	淺野八郎著	150 元
11.	猶太數的秘術	淺野八郎著	150 元
12.	新心理測驗	淺野八郎著	160 元
13.	塔羅牌預言秘法	淺野八郎著	200 元

・趣味心理講座・大展編號 15

1.	性格測驗（1） 探索男與女	淺野八郎著	140 元
2.	性格測驗（2） 透視人心奧秘	淺野八郎著	140 元
3.	性格測驗（3） 發現陌生的自己	淺野八郎著	140 元
4.	性格測驗（4） 發現你的真面目	淺野八郎著	140 元
5.	性格測驗（5） 讓你們吃驚	淺野八郎著	140 元
6.	性格測驗（6） 洞穿心理盲點	淺野八郎著	140 元
7.	性格測驗（7） 探索對方心理	淺野八郎著	140 元
8.	性格測驗（8） 由吃認識自己	淺野八郎著	160 元
9.	性格測驗（9） 戀愛知多少	淺野八郎著	160 元
10.	性格測驗（10）由裝扮瞭解人心	淺野八郎著	160 元
11.	性格測驗（11）敲開內心玄機	淺野八郎著	140 元
12.	性格測驗（12）透視你的未來	淺野八郎著	160 元
13.	血型與你的一生	淺野八郎著	160 元
14.	趣味推理遊戲	淺野八郎著	160 元
15.	行為語言解析	淺野八郎著	160 元

・婦 幼 天 地・大展編號 16

1.	八萬人減肥成果	黃靜香譯	180 元
2.	三分鐘減肥體操	楊鴻儒譯	150 元
3.	窈窕淑女美髮秘訣	柯素娥譯	130 元
4.	使妳更迷人	成　玉譯	130 元
5.	女性的更年期	官舒妍編譯	160 元

6.	胎內育兒法	李玉瓊編譯	150元
7.	早產兒袋鼠式護理	唐岱蘭譯	200元
9.	初次育兒 12 個月	婦幼天地編譯組	180元
10.	斷乳食與幼兒食	婦幼天地編譯組	180元
11.	培養幼兒能力與性向	婦幼天地編譯組	180元
12.	培養幼兒創造力的玩具與遊戲	婦幼天地編譯組	180元
13.	幼兒的症狀與疾病	婦幼天地編譯組	180元
14.	腿部苗條健美法	婦幼天地編譯組	180元
15.	女性腰痛別忽視	婦幼天地編譯組	150元
16.	舒展身心體操術	李玉瓊編譯	130元
17.	三分鐘臉部體操	趙薇妮著	160元
18.	生動的笑容表情術	趙薇妮著	160元
19.	心曠神怡減肥法	川津祐介著	130元
20.	內衣使妳更美麗	陳玄茹譯	130元
21.	瑜伽美姿美容	黃靜香編著	180元
22.	高雅女性裝扮學	陳珮玲譯	180元
23.	蠶糞肌膚美顏法	梨秀子著	160元
24.	認識妳的身體	李玉瓊譯	160元
25.	產後恢復苗條體態	居理安・芙萊喬著	200元
26.	正確護髮美容法	山崎伊久江著	180元
27.	安琪拉美姿養生學	安琪拉蘭斯博瑞著	180元
28.	女體性醫學剖析	增田豐著	220元
29.	懷孕與生產剖析	岡部綾子著	180元
30.	斷奶後的健康育兒	東城百合子著	220元
31.	引出孩子幹勁的責罵藝術	多湖輝著	170元
32.	培養孩子獨立的藝術	多湖輝著	170元
33.	子宮肌瘤與卵巢囊腫	陳秀琳編著	180元
34.	下半身減肥法	納他夏・史達賓著	180元
35.	女性自然美容法	吳雅菁編著	180元
36.	再也不發胖	池園悅太郎著	170元
37.	生男生女控制術	中垣勝裕著	220元
38.	使妳的肌膚更亮麗	楊　皓編著	170元
39.	臉部輪廓變美	芝崎義夫著	180元
40.	斑點、皺紋自己治療	高須克彌著	180元
41.	面皰自己治療	伊藤雄康著	180元
42.	隨心所欲瘦身冥想法	原久子著	180元
43.	胎兒革命	鈴木丈織著	180元
44.	NS 磁氣平衡法塑造窈窕奇蹟	古屋和江著	180元
45.	享瘦從腳開始	山田陽子著	180元
46.	小改變瘦 4 公斤	宮本裕子著	180元
47.	軟管減肥瘦身	高橋輝男著	180元
48.	海藻精神秘美容法	劉名揚編著	180元
49.	肌膚保養與脫毛	鈴木真理著	180元
50.	10 天減肥 3 公斤	彤雲編輯組	180元

51. 穿出自己的品味　西村玲子著　280 元
52. 小孩髮型設計　李芳黛譯　250 元

・青　春　天　地・大展編號 17

1. A 血型與星座　柯素娥編譯　160 元
2. B 血型與星座　柯素娥編譯　160 元
3. 0 血型與星座　柯素娥編譯　160 元
4. AB 血型與星座　柯素娥編譯　120 元
5. 青春期性教室　呂貴嵐編譯　130 元
9. 小論文寫作秘訣　林顯茂編譯　120 元
11. 中學生野外遊戲　熊谷康編著　120 元
12. 恐怖極短篇　柯素娥編譯　130 元
13. 恐怖夜話　小毛驢編譯　130 元
14. 恐怖幽默短篇　小毛驢編譯　120 元
15. 黑色幽默短篇　小毛驢編譯　120 元
16. 靈異怪談　小毛驢編譯　130 元
17. 錯覺遊戲　小毛驢編著　130 元
18. 整人遊戲　小毛驢編著　150 元
19. 有趣的超常識　柯素娥編譯　130 元
20. 哦！原來如此　林慶旺編譯　130 元
21. 趣味競賽 100 種　劉名揚編譯　120 元
22. 數學謎題入門　宋釗宜編譯　150 元
23. 數學謎題解析　宋釗宜編譯　150 元
24. 透視男女心理　林慶旺編譯　120 元
25. 少女情懷的自白　李桂蘭編譯　120 元
26. 由兄弟姊妹看命運　李玉瓊編譯　130 元
27. 趣味的科學魔術　林慶旺編譯　150 元
28. 趣味的心理實驗室　李燕玲編譯　150 元
29. 愛與性心理測驗　小毛驢編譯　130 元
30. 刑案推理解謎　小毛驢編譯　180 元
31. 偵探常識推理　小毛驢編譯　180 元
32. 偵探常識解謎　小毛驢編譯　130 元
33. 偵探推理遊戲　小毛驢編譯　180 元
34. 趣味的超魔術　廖玉山編著　150 元
35. 趣味的珍奇發明　柯素娥編著　150 元
36. 登山用具與技巧　陳瑞菊編著　150 元
37. 性的漫談　蘇燕謀編著　180 元
38. 無的漫談　蘇燕謀編著　180 元
39. 黑色漫談　蘇燕謀編著　180 元
40. 白色漫談　蘇燕謀編著　180 元

・健　康　天　地・大展編號 18

1.	壓力的預防與治療	柯素娥編譯	130 元
2.	超科學氣的魔力	柯素娥編譯	130 元
3.	尿療法治病的神奇	中尾良一著	130 元
4.	鐵證如山的尿療法奇蹟	廖玉山譯	120 元
5.	一日斷食健康法	葉慈容編譯	150 元
6.	胃部強健法	陳炳崑譯	120 元
7.	癌症早期檢查法	廖松濤譯	160 元
8.	老人痴呆症防止法	柯素娥編譯	170 元
9.	松葉汁健康飲料	陳麗芬編譯	150 元
10.	揉肚臍健康法	永井秋夫著	150 元
11.	過勞死、猝死的預防	卓秀貞編譯	130 元
12.	高血壓治療與飲食	藤山順豐著	180 元
13.	老人看護指南	柯素娥編譯	150 元
14.	美容外科淺談	楊啟宏著	150 元
15.	美容外科新境界	楊啟宏著	150 元
16.	鹽是天然的醫生	西英司郎著	140 元
17.	年輕十歲不是夢	梁瑞麟譯	200 元
18.	茶料理治百病	桑野和民著	180 元
20.	杜仲茶養顏減肥法	西田博著	170 元
21.	蜂膠驚人療效	瀨長良三郎著	180 元
22.	蜂膠治百病	瀨長良三郎著	180 元
23.	醫藥與生活	鄭炳全著	180 元
24.	鈣長生寶典	落合敏著	180 元
25.	大蒜長生寶典	木下繁太郎著	160 元
26.	居家自我健康檢查	石川恭三著	160 元
27.	永恆的健康人生	李秀鈴譯	200 元
28.	大豆卵磷脂長生寶典	劉雪卿譯	150 元
29.	芳香療法	梁艾琳譯	160 元
30.	醋長生寶典	柯素娥譯	180 元
31.	從星座透視健康	席拉・吉蒂斯著	180 元
32.	愉悅自在保健學	野本二士夫著	160 元
33.	裸睡健康法	丸山淳士等著	160 元
35.	維他命長生寶典	菅原明子著	180 元
36.	維他命 C 新效果	鐘文訓編	150 元
37.	手、腳病理按摩	堤芳朗著	160 元
38.	AIDS 瞭解與預防	彼得塔歇爾著	180 元
39.	甲殼質殼聚糖健康法	沈永嘉譯	160 元
40.	神經痛預防與治療	木下真男著	160 元
41.	室內身體鍛鍊法	陳炳崑編著	160 元
42.	吃出健康藥膳	劉大器編著	180 元
43.	自我指壓術	蘇燕謀編著	160 元
44.	紅蘿蔔汁斷食療法	李玉瓊編著	150 元
45.	洗心術健康秘法	竺翠萍編譯	170 元
46.	枇杷葉健康療法	柯素娥編譯	180 元

47. 抗衰血癒	楊啟宏著	180 元
48. 與癌搏鬥記	逸見政孝著	180 元
49. 冬蟲夏草長生寶典	高橋義博著	170 元
50. 痔瘡・大腸疾病先端療法	宮島伸宜著	180 元
51. 膠布治癒頑固慢性病	加瀨建造著	180 元
52. 芝麻神奇健康法	小林貞作著	170 元
53. 香煙能防止癡呆？	高田明和著	180 元
54. 穀菜食治癌療法	佐藤成志著	180 元
55. 貼藥健康法	松原英多著	180 元
56. 克服癌症調和道呼吸法	帶津良一著	180 元
57. B 型肝炎預防與治療	野村喜重郎著	180 元
58. 青春永駐養生導引術	早島正雄著	180 元
59. 改變呼吸法創造健康	原久子著	180 元
60. 荷爾蒙平衡養生秘訣	出村博著	180 元
61. 水美肌健康法	井戶勝富著	170 元
62. 認識食物掌握健康	廖梅珠編著	170 元
63. 痛風劇痛消除法	鈴木吉彥著	180 元
64. 酸莖菌驚人療效	上田明彥著	180 元
65. 大豆卵磷脂治現代病	神津健一著	200 元
66. 時辰療法—危險時刻凌晨 4 時	呂建強等著	180 元
67. 自然治癒力提升法	帶津良一著	180 元
68. 巧妙的氣保健法	藤平墨子著	180 元
69. 治癒 C 型肝炎	熊田博光著	180 元
70. 肝臟病預防與治療	劉名揚編著	180 元
71. 腰痛平衡療法	荒井政信著	180 元
72. 根治多汗症、狐臭	稻葉益巳著	220 元
73. 40 歲以後的骨質疏鬆症	沈永嘉譯	180 元
74. 認識中藥	松下一成著	180 元
75. 認識氣的科學	佐佐木茂美著	180 元
76. 我戰勝了癌症	安田伸著	180 元
77. 斑點是身心的危險信號	中野進著	180 元
78. 艾波拉病毒大震撼	玉川重德著	180 元
79. 重新還我黑髮	桑名隆一郎著	180 元
80. 身體節律與健康	林博史著	180 元
81. 生薑治萬病	石原結實著	180 元
83. 木炭驚人的威力	大槻彰著	200 元
84. 認識活性氧	井土貴司著	180 元
85. 深海鮫治百病	廖玉山編著	180 元
86. 神奇的蜂王乳	井上丹治著	180 元
87. 卡拉 OK 健腦法	東潔著	180 元
88. 卡拉 OK 健康法	福田伴男著	180 元
89. 醫藥與生活	鄭炳全著	200 元
90. 洋蔥治百病	宮尾興平著	180 元
91. 年輕 10 歲快步健康法	石塚忠雄著	180 元

92. 石榴的驚人神效	岡本順子著	180 元
93. 飲料健康法	白鳥早奈英著	180 元
94. 健康棒體操	劉名揚編譯	180 元
95. 催眠健康法	蕭京凌編著	180 元
96. 鬱金（美王）治百病	水野修一著	180 元
97. 醫藥與生活	鄭炳全著	200 元

・實用女性學講座・大展編號 19

1. 解讀女性內心世界	島田一男著	150 元
2. 塑造成熟的女性	島田一男著	150 元
3. 女性整體裝扮學	黃靜香編著	180 元
4. 女性應對禮儀	黃靜香編著	180 元
5. 女性婚前必修	小野十傳著	200 元
6. 徹底瞭解女人	田口二州著	180 元
7. 拆穿女性謊言 88 招	島田一男著	200 元
8. 解讀女人心	島田一男著	200 元
9. 俘獲女性絕招	志賀貢著	200 元
10. 愛情的壓力解套	中村理英子著	200 元
11. 妳是人見人愛的女孩	廖松濤編著	200 元

・校 園 系 列・大展編號 20

1. 讀書集中術	多湖輝著	180 元
2. 應考的訣竅	多湖輝著	150 元
3. 輕鬆讀書贏得聯考	多湖輝著	180 元
4. 讀書記憶秘訣	多湖輝著	180 元
5. 視力恢復！超速讀術	江錦雲譯	180 元
6. 讀書 36 計	黃柏松編著	180 元
7. 驚人的速讀術	鐘文訓編著	170 元
8. 學生課業輔導良方	多湖輝著	180 元
9. 超速讀超記憶法	廖松濤編著	180 元
10. 速算解題技巧	宋釗宜編著	200 元
11. 看圖學英文	陳炳崑編著	200 元
12. 讓孩子最喜歡數學	沈永嘉譯	180 元
13. 催眠記憶術	林碧清譯	180 元
14. 催眠速讀術	林碧清譯	180 元
15. 數學式思考學習法	劉淑錦譯	200 元
16. 考試憑要領	劉孝暉著	180 元
17. 事半功倍讀書法	王毅希著	200 元
18. 超金榜題名術	陳蒼杰譯	200 元
19. 靈活記憶術	林耀慶編著	180 元
20. 數學增強要領	江修楨編著	180 元
21. 使頭腦靈活的數學	逢澤明著	200 元

22. 難解數學破題　宋釗宜著　200 元

・實用心理學講座・大展編號 21

1. 拆穿欺騙伎倆　多湖輝著　140 元
2. 創造好構想　多湖輝著　140 元
3. 面對面心理術　多湖輝著　160 元
4. 偽裝心理術　多湖輝著　140 元
5. 透視人性弱點　多湖輝著　180 元
6. 自我表現術　多湖輝著　180 元
7. 不可思議的人性心理　多湖輝著　180 元
8. 催眠術入門　多湖輝著　150 元
9. 責罵部屬的藝術　多湖輝著　150 元
10. 精神力　多湖輝著　150 元
11. 厚黑說服術　多湖輝著　150 元
12. 集中力　多湖輝著　150 元
13. 構想力　多湖輝著　150 元
14. 深層心理術　多湖輝著　160 元
15. 深層語言術　多湖輝著　160 元
16. 深層說服術　多湖輝著　180 元
17. 掌握潛在心理　多湖輝著　160 元
18. 洞悉心理陷阱　多湖輝著　180 元
19. 解讀金錢心理　多湖輝著　180 元
20. 拆穿語言圈套　多湖輝著　180 元
21. 語言的內心玄機　多湖輝著　180 元
22. 積極力　多湖輝著　180 元

・超現實心靈講座・大展編號 22

1. 超意識覺醒法　詹蔚芬編譯　130 元
2. 護摩秘法與人生　劉名揚編譯　130 元
3. 秘法！超級仙術入門　陸明譯　150 元
4. 給地球人的訊息　柯素娥編著　150 元
5. 密教的神通力　劉名揚編著　130 元
6. 神秘奇妙的世界　平川陽一著　200 元
7. 地球文明的超革命　吳秋嬌譯　200 元
8. 力量石的秘密　吳秋嬌譯　180 元
9. 超能力的靈異世界　馬小莉譯　200 元
10. 逃離地球毀滅的命運　吳秋嬌譯　200 元
11. 宇宙與地球終結之謎　南山宏著　200 元
12. 驚世奇功揭秘　傅起鳳著　200 元
13. 啟發身心潛力心象訓練法　栗田昌裕著　180 元
14. 仙道術遁甲法　高藤聰一郎著　220 元
15. 神通力的秘密　中岡俊哉著　180 元

16. 仙人成仙術	高藤聰一郎著	200 元
17. 仙道符咒氣功法	高藤聰一郎著	220 元
18. 仙道風水術尋龍法	高藤聰一郎著	200 元
19. 仙道奇蹟超幻像	高藤聰一郎著	200 元
20. 仙道鍊金術房中法	高藤聰一郎著	200 元
21. 奇蹟超醫療治癒難病	深野一幸著	220 元
22. 揭開月球的神秘力量	超科學研究會	180 元
23. 西藏密教奧義	高藤聰一郎著	250 元
24. 改變你的夢術入門	高藤聰一郎著	250 元
25. 21 世紀拯救地球超技術	深野一幸著	250 元

・養 生 保 健・大展編號 23

1. 醫療養生氣功	黃孝寬著	250 元
2. 中國氣功圖譜	余功保著	250 元
3. 少林醫療氣功精粹	井玉蘭著	250 元
4. 龍形實用氣功	吳大才等著	220 元
5. 魚戲增視強身氣功	宮 嬰著	220 元
6. 嚴新氣功	前新培金著	250 元
7. 道家玄牝氣功	張 章著	200 元
8. 仙家秘傳祛病功	李遠國著	160 元
9. 少林十大健身功	秦慶豐著	180 元
10. 中國自控氣功	張明武著	250 元
11. 醫療防癌氣功	黃孝寬著	250 元
12. 醫療強身氣功	黃孝寬著	250 元
13. 醫療點穴氣功	黃孝寬著	250 元
14. 中國八卦如意功	趙維漢著	180 元
15. 正宗馬禮堂養氣功	馬禮堂著	420 元
16. 秘傳道家筋經內丹功	王慶餘著	300 元
17. 三元開慧功	辛桂林著	250 元
18. 防癌治癌新氣功	郭 林著	180 元
19. 禪定與佛家氣功修煉	劉天君著	200 元
20. 顛倒之術	梅自強著	360 元
21. 簡明氣功辭典	吳家駿編	360 元
22. 八卦三合功	張全亮著	230 元
23. 朱砂掌健身養生功	楊永著	250 元
24. 抗老功	陳九鶴著	230 元
25. 意氣按穴排濁自療法	黃啟運編著	250 元
26. 陳式太極拳養生功	陳正雷著	200 元
27. 健身祛病小功法	王培生著	200 元
28. 張式太極混元功	張春銘著	250 元
29. 中國璇密功	羅琴編著	250 元
30. 中國少林禪密功	齊飛龍著	200 元
31. 郭林新氣功	郭林新氣功研究所	400 元

32. 太極 八卦之源與健身養生	鄭志鴻等著	280 元

・社會人智囊・大展編號 24

1. 糾紛談判術	清水增三著	160 元
2. 創造關鍵術	淺野八郎著	150 元
3. 觀人術	淺野八郎著	200 元
4. 應急詭辯術	廖英迪編著	160 元
5. 天才家學習術	木原武一著	160 元
6. 貓型狗式鑑人術	淺野八郎著	180 元
7. 逆轉運掌握術	淺野八郎著	180 元
8. 人際圓融術	澀谷昌三著	160 元
9. 解讀人心術	淺野八郎著	180 元
10. 與上司水乳交融術	秋元隆司著	180 元
11. 男女心態定律	小田晉著	180 元
12. 幽默說話術	林振輝編著	200 元
13. 人能信賴幾分	淺野八郎著	180 元
14. 我一定能成功	李玉瓊譯	180 元
15. 獻給青年的嘉言	陳蒼杰譯	180 元
16. 知人、知面、知其心	林振輝編著	180 元
17. 塑造堅強的個性	坂上肇著	180 元
18. 為自己而活	佐藤綾子著	180 元
19. 未來十年與愉快生活有約	船井幸雄著	180 元
20. 超級銷售話術	杜秀卿譯	180 元
21. 感性培育術	黃靜香編著	180 元
22. 公司新鮮人的禮儀規範	蔡媛惠譯	180 元
23. 傑出職員鍛鍊術	佐佐木正著	180 元
24. 面談獲勝戰略	李芳黛譯	180 元
25. 金玉良言撼人心	森純大著	180 元
26. 男女幽默趣典	劉華亭編著	180 元
27. 機智說話術	劉華亭編著	180 元
28. 心理諮商室	柯素娥譯	180 元
29. 如何在公司崢嶸頭角	佐佐木正著	180 元
30. 機智應對術	李玉瓊編著	200 元
31. 克服低潮良方	坂野雄二著	180 元
32. 智慧型說話技巧	沈永嘉編著	180 元
33. 記憶力、集中力增進術	廖松濤編著	180 元
34. 女職員培育術	林慶旺編著	180 元
35. 自我介紹與社交禮儀	柯素娥編著	180 元
36. 積極生活創幸福	田中真澄著	180 元
37. 妙點子超構想	多湖輝著	180 元
38. 說 NO 的技巧	廖玉山編著	180 元
39. 一流說服力	李玉瓊編著	180 元
40. 般若心經成功哲學	陳鴻蘭編著	180 元

41.	訪問推銷術	黃靜香編著	180 元
42.	男性成功秘訣	陳蒼杰編著	180 元
43.	笑容、人際智商	宮川澄子著	180 元
44.	多湖輝的構想工作室	多湖輝著	200 元
45.	名人名語啟示錄	喬家楓著	180 元
46.	口才必勝術	黃柏松編著	220 元
47.	能言善道的說話秘訣	章智冠編著	180 元
48.	改變人心成為贏家	多湖輝著	200 元
49.	說服的ＩＱ	沈永嘉譯	200 元
50.	提升腦力超速讀術	齊藤英治著	200 元
51.	操控對手百戰百勝	多湖輝著	200 元
52.	面試成功戰略	柯素娥編著	200 元
53.	摸透男人心	劉華亭編著	180 元
54.	撼動人心優勢口才	龔伯牧編著	180 元
55.	如何使對方說 yes	程　羲編著	200 元
56.	小道理・美好生活	林政峰編著	180 元
57.	拿破崙智慧箴言	柯素娥編著	200 元
58.	解開第六感之謎	匠英一編著	200 元
59.	讀心術入門	王嘉成編著	180 元
60.	這趟人生怎麼走	李亦盛編著	200 元
61.	這趟人生無限好	李亦盛編著	200 元

・精　選　系　列・大展編號 25

1.	毛澤東與鄧小平	渡邊利夫等著	280 元
2.	中國大崩裂	江戶介雄著	180 元
3.	台灣・亞洲奇蹟	上村幸治著	220 元
4.	7-ELEVEN 高盈收策略	國友隆一著	180 元
5.	台灣獨立（新・中國日本戰爭一）	森詠著	200 元
6.	迷失中國的末路	江戶雄介著	220 元
7.	2000 年 5 月全世界毀滅	紫藤甲子男著	180 元
8.	失去鄧小平的中國	小島朋之著	220 元
9.	世界史爭議性異人傳	桐生操著	200 元
10.	淨化心靈享人生	松濤弘道著	220 元
11.	人生心情診斷	賴藤和寬著	220 元
12.	中美大決戰	檜山良昭著	220 元
13.	黃昏帝國美國	莊雯琳譯	220 元
14.	兩岸衝突（新・中國日本戰爭二）	森詠著	220 元
15.	封鎖台灣（新・中國日本戰爭三）	森詠著	220 元
16.	中國分裂（新・中國日本戰爭四）	森詠著	220 元
17.	由女變男的我	虎井正衛著	200 元
18.	佛學的安心立命	松濤弘道著	220 元
19.	世界喪禮大觀	松濤弘道著	280 元
20.	中國內戰（新・中國日本戰爭五）	森詠著	220 元

21. 台灣內亂（新・中國日本戰爭六）	森詠著	220元
22. 琉球戰爭①（新・中國日本戰爭七）	森詠著	220元
23. 琉球戰爭②（新・中國日本戰爭八）	森詠著	220元
24. 台海戰爭（新・中國日本戰爭九）	森詠著	220元
25. 美中開戰（新・中國日本戰爭十）	森詠著	220元
26. 東海戰爭①（新・中國日本戰爭十一）	森詠著	220元
27. 東海戰爭②（新・中國日本戰爭十二）	森詠著	220元

・運 動 遊 戲・大展編號 26

1. 雙人運動	李玉瓊譯	160元
2. 愉快的跳繩運動	廖玉山譯	180元
3. 運動會項目精選	王佑京譯	150元
4. 肋木運動	廖玉山譯	150元
5. 測力運動	王佑宗譯	150元
6. 游泳入門	唐桂萍編著	200元
7. 帆板衝浪	王勝利譯	300元
8. 蛙泳七日通	溫仲華編著	180元
9. 中老年人游泳指導	溫仲華著	180元
10. 爬泳(自由式)技術與練習	吳河海著	180元
11. 仰泳技術與練習	吳河海著	180元
12. 蝶泳技術與練習	吳河海著	180元
20. 乒乓球發球與接發球	張良西著	200元
21. 乒乓球雙打	李浩松著	180元
22. 乒乓球削球	王蒲主編	220元
23. 乒乓球打法與戰術	岳海鵬編著	220元
24. 乒乓球步法的技巧	張博著	220元

・休 閒 娛 樂・大展編號 27

1. 海水魚飼養法	田中智浩著	300元
2. 金魚飼養法	曾雪玫譯	250元
3. 熱門海水魚	毛利匡明著	480元
4. 愛犬的教養與訓練	池田好雄著	250元
5. 狗教養與疾病	杉浦哲著	220元
6. 小動物養育技巧	三上昇著	300元
7. 水草選擇、培育、消遣	安齊裕司著	300元
8. 四季釣魚法	釣朋會著	200元
9. 簡易釣魚入門	張果馨譯	200元
10. 防波堤釣入門	張果馨譯	220元
11. 透析愛犬習性	沈永嘉譯	200元
20. 園藝植物管理	船越亮二著	220元
21. 實用家庭菜園ＤＩＹ	孔翔儀著	200元
22. 住宅修補ＤＩＹ	吉田徹著	200元

30.	汽車急救ＤＩＹ	陳瑞雄編著	200 元
31.	巴士旅行遊戲	陳羲編著	180 元
32.	測驗你的ＩＱ	蕭京凌編著	180 元
33.	益智數字遊戲	廖玉山編著	180 元
34.	益智腦力激盪	劉筱卉編著	180 元
40.	撲克牌遊戲與贏牌秘訣	林振輝編著	180 元
41.	撲克牌魔術、算命、遊戲	林振輝編著	180 元
42.	撲克占卜入門	王家成編著	180 元
50.	兩性幽默	幽默選集編輯組	180 元
51.	異色幽默	幽默選集編輯組	180 元
52.	幽默魔法鏡	玄虛叟編著	180 元
53.	幽默樂透站	玄虛叟編著	180 元
70.	亞洲真實恐怖事件	楊鴻儒譯	200 元

・銀髮族智慧學・大展編號 28

1.	銀髮六十樂逍遙	多湖輝著	170 元
2.	人生六十反年輕	多湖輝著	170 元
3.	六十歲的決斷	多湖輝著	170 元
4.	銀髮族健身指南	孫瑞台編著	250 元
5.	退休後的夫妻健康生活	施聖茹譯	200 元

・飲　食　保　健・大展編號 29

1.	自己製作健康茶	大海淳著	220 元
2.	好吃、具藥效茶料理	德永睦子著	220 元
3.	改善慢性病健康藥草茶	吳秋嬌譯	200 元
4.	藥酒與健康果菜汁	成玉編著	250 元
5.	家庭保健養生湯	馬汴梁編著	220 元
6.	降低膽固醇的飲食	早川和志著	200 元
7.	女性癌症的飲食	女子營養大學	280 元
8.	痛風者的飲食	女子營養大學	280 元
9.	貧血者的飲食	女子營養大學	280 元
10.	高脂血症者的飲食	女子營養大學	280 元
11.	男性癌症的飲食	女子營養大學	280 元
12.	過敏者的飲食	女子營養大學	280 元
13.	心臟病的飲食	女子營養大學	280 元
14.	滋陰壯陽的飲食	王增著	220 元
15.	胃、十二指腸潰瘍的飲食	勝健一等著	280 元
16.	肥胖者的飲食	雨宮禎子等著	280 元
17.	癌症有效的飲食	河內卓等著	300 元
18.	糖尿病有效的飲食	山田信博等著	300 元
19.	骨質疏鬆症有效的飲食	板橋明等著	300 元
20.	高血壓有效的飲食	大內尉義著	300 元

21. 肝病有效的飲食	田中武等著	300 元
22. 成人病有效的飲食	編輯群著	230 元

・家庭醫學保健・大展編號 30

1. 女性醫學大全	雨森良彥著	380 元
2. 初為人父育兒寶典	小瀧周曹著	220 元
3. 性活力強健法	相建華著	220 元
4. 30 歲以上的懷孕與生產	李芳黛編著	220 元
5. 舒適的女性更年期	野末悅子著	200 元
6. 夫妻前戲的技巧	笠井寬司著	200 元
7. 病理足穴按摩	金慧明著	220 元
8. 爸爸的更年期	河野孝旺著	200 元
9. 橡皮帶健康法	山田晶著	180 元
10. 三十三天健美減肥	相建華等著	180 元
11. 男性健美入門	孫玉祿編著	180 元
12. 強化肝臟秘訣	主婦之友社編	200 元
13. 了解藥物副作用	張果馨譯	200 元
14. 女性醫學小百科	松山榮吉著	200 元
15. 左轉健康法	龜田修等著	200 元
16. 實用天然藥物	鄭炳全編著	260 元
17. 神秘無痛平衡療法	林宗駛著	180 元
18. 膝蓋健康法	張果馨譯	180 元
19. 針灸治百病	葛書翰著	250 元
20. 異位性皮膚炎治癒法	吳秋嬌譯	220 元
21. 禿髮白髮預防與治療	陳炳崑編著	180 元
22. 埃及皇宮菜健康法	飯森薰著	200 元
23. 肝臟病安心治療	上野幸久著	220 元
24. 耳穴治百病	陳抗美等著	250 元
25. 高效果指壓法	五十嵐康彥著	200 元
26. 瘦水、胖水	鈴木園子著	200 元
27. 手針新療法	朱振華著	200 元
28. 香港腳預防與治療	劉小惠譯	250 元
29. 智慧飲食吃出健康	柯富陽編著	200 元
30. 牙齒保健法	廖玉山編著	200 元
31. 恢復元氣養生食	張果馨譯	200 元
32. 特效推拿按摩術	李玉田著	200 元
33. 一週一次健康法	若狹真著	200 元
34. 家常科學膳食	大塚滋著	220 元
35. 夫妻們閱讀的男性不孕	原利夫著	220 元
36. 自我瘦身美容	馬野詠子著	200 元
37. 魔法姿勢益健康	五十嵐康彥著	200 元
38. 眼病錘療法	馬栩周著	200 元
39. 預防骨質疏鬆症	藤田拓男著	200 元

國家圖書館出版品預行編目資料

防癌治癌新氣功 / 郭林講授；侯廣靈整理，
－初版，－臺北市，大展，民 85
面 ； 21 公分 －（養生保健；18）
ISBN 957-557-608-X（平裝）
1. 氣功 2. 癌 3. 治療法

411.12 85005185

行政院新聞局局版臺陸字第 100268 號核准
北京人民體育出版社授權中文繁體字版
（原名：新氣功防治癌症法）

防癌治癌新氣功

ISBN 957-557-608-X

講　　授 / 郭　　林
整　　理 / 侯　廣　靈
發 行 人 / 蔡　森　明
出 版 者 / 大展出版社有限公司
社　　址 / 台北市北投區（石牌）致遠一路 2 段 12 巷 1 號
電　　話 / （02）28236031・28236033・28233123
傳　　真 / （02）28272069
郵政劃撥 / 01669551
網　　址 / www.dah-jaan.com.tw
E－mail / service@dah-jaan.com.tw
登 記 證 / 局版臺業字第 2171 號
承 印 者 / 國順文具印刷行
裝　　訂 / 協億印製廠股份有限公司
排 版 者 / 千兵企業有限公司
初版 1 刷 / 1996 年（民 85 年） 7 月
初版 2 刷 / 2002 年（民 91 年） 8 月　　定價 / 180 元

大展好書　好書大展
品嘗好書　冠群可期

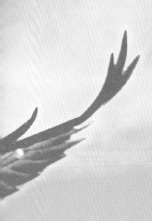

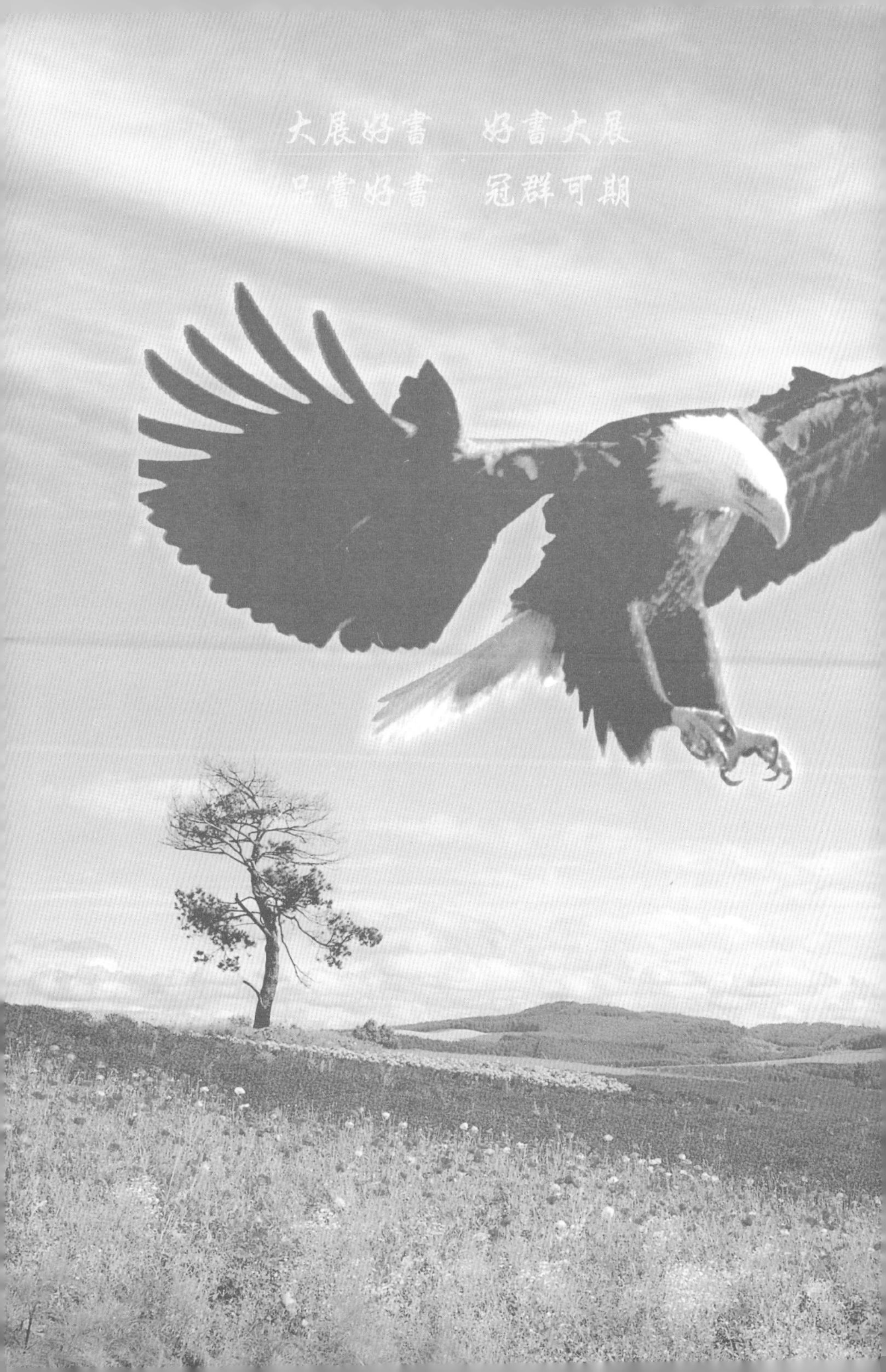
大展好書 好書大展
品嘗好書 冠群可期